POUR EN FINIR AVEC LES crises d'angoisse

Titre de l'édition originale : *Panikattacken und andere Angststörungen Loswerden.*
Publié pour la première fois en Allemagne par Ariston Verlag, une marque du groupe Random House GmbH.

Traduit de l'allemand par Danièle Ball.

ISBN : 978-2-8132-1801-8

Note de l'éditeur : Les conseils présentés dans ce livre ont été soigneusement évalués et vérifiés. Cependant, ils ne se substituent en aucun cas à un avis médical compétent. Par conséquent, toutes les informations contenues dans ce livre sont présentées sans aucune garantie de l'auteur ni de l'éditeur. Une responsabilité de l'auteur ou de l'éditeur et de ses agents pour d'éventuels dommages aux personnes, matériels et financiers est absolument exclue.

www.editions-tredaniel.com
info@guytredaniel.fr
www.facebook.com/editions.tredaniel

KLAUS BERNHARDT

POUR EN FINIR AVEC LES crises d'angoisse

Deuxième édition

Guy Trédaniel éditeur
19, rue Saint-Séverin
75005 Paris

Sommaire

Avant-propos

Si on considère l'ensemble de la population âgée de plus de 18 ans, 15 % des individus présentent ou présenteront des troubles anxieux au cours de cette année et parmi eux, certains sont ou seront en proie à des crises de panique récurrentes. Le plus grand désir de ces personnes est de retrouver rapidement une vie normale, une vie sans peur de la peur.

Fort des expériences que j'ai pu accumuler, j'ai décidé, il y a quelques années, de faire tout ce qui est en mon pouvoir pour aider les personnes souffrant de crises de panique plus vite et de manière plus exhaustive que cela n'avait été possible jusqu'alors. C'est pourquoi mon épouse et moi nous sommes spécialisés dans le traitement des troubles anxieux dans notre cabinet de psychothérapie de Berlin. Nous travaillons avec un tout nouveau type de thérapie qui puise sa source dans les recherches contemporaines sur le cerveau. Notre méthode n'a pas grand-chose à voir avec le type de traitement qui attend généralement les patients anxieux. Chez nous, il n'y a pas de thérapie de confrontation (exposition), pas d'exercices de respiration, pas de relaxation musculaire progressive ni de recherche d'antécédents dans l'enfance. À quelques exceptions près, nous sommes aussi strictement opposés à la prise d'antidépresseurs et de tranquillisants. Évidemment, on nous demande souvent en quoi notre forme de thérapie est si radicalement différente de celle de la plupart de nos collègues. Je cite alors volontiers Albert Einstein qui a dit bien à propos :

> *La folie est de toujours se comporter de la même manière tout en souhaitant obtenir un résultat différent.*

Malheureusement, cette citation si pertinente décrit en grande partie la manière dont les patients anxieux sont traités de nos jours. Les mêmes formes de thérapie sont pratiquées encore et encore, même si elles sont souvent totalement inefficaces ou si elles agissent avec une lenteur extrême. Parallèlement à cela, les résultats révolutionnaires des recherches sur le cerveau sont apparemment ignorés. Au lieu d'utiliser ces découvertes pour établir enfin de meilleures normes de traitement, on continue de prescrire des antidépresseurs et d'utiliser des méthodes qui n'ont connu aucune évolution notable depuis des décennies. Pourtant, de nombreuses découvertes ont été faites dans les 20 dernières années au sujet du cerveau et de son fonctionnement. Grâce aux techniques d'imagerie, nous pouvons « voir » nos cellules grises en train de penser. Nous pouvons vérifier quelles pensées et quels exercices mentaux déclenchent quelles réactions, et les experts ont la possibilité d'échanger leurs idées et conclusions *via* Internet dans le monde entier.

Tout cela signifie que nous savons très bien aujourd'hui ce qui doit se passer dans le cerveau pour que des crises de panique puissent apparaître, et aussi ce qui peut être fait pour stopper cette peur. Nous avons testé nous-mêmes dans notre cabinet pendant des années et perfectionné encore et encore toutes les techniques décrites dans ce livre. Vous aurez peut-être du mal à l'imaginer, mais entre-temps, plus de 70 % de nos patients ont besoin de moins de 6 séances pour se débarrasser totalement de leurs crises de panique.

Bien sûr, un livre ne peut ni ne doit remplacer le travail avec un médecin ou un thérapeute expérimenté. Néanmoins, cet ouvrage peut vous aider à comprendre ce que votre panique a réellement déclenché. De plus, il présente un certain nombre de techniques intéressantes et faciles à apprendre avec lesquelles nombre de nos patients ont déjà réussi à retrouver une vie sans peur ni panique.

Je souhaite vivement que les chapitres qui suivent puissent vous aider vous aussi à atteindre cet objectif le plus rapidement possible.

Très cordialement,
Klaus Bernhardt[1]

---

1. Journaliste scientifique et médical, naturopathe spécialisé en psychothérapie et membre de l'Académie de gestion éducative des neurosciences (Akademie für neurowissenschaftliches Bildungsmanagement, AFNB)

1

Les crises de panique : quelles en sont les causes ?

De manière générale, les peurs – et les crises de panique en font partie – sont tout d'abord une réaction tout à fait appropriée et saine de notre corps. Car la peur n'a qu'un seul but, celui de nous protéger. Par exemple, si un lion affamé bondit hors des buissons juste devant vous, votre corps va brusquement sécréter de l'adrénaline, votre cœur s'accélérera énormément et vous déciderez en quelques millisecondes si vous voulez vous battre, ce qui est plutôt déconseillé dans le cas d'un lion, ou si vous préférez prendre la fuite. Tout cela est une réaction tout à fait normale et nécessaire pour assurer notre survie.

Mais que se passe-t-il lorsqu'aucun lion ne vous guette, mais que votre cœur s'affole soudain, lorsque vous avez le sentiment de perdre le contrôle ou de devenir fou tandis que vous êtes pris de vertiges, d'engourdissements, d'essoufflement et de nausées, sans raison apparente ?

Que se passe-t-il alors dans votre cerveau et pourquoi réagit-il ainsi ? Il existe 4 causes principales à cela. Je vais consacrer un chapitre entier à chacune d'entre elles, et pour permettre un prompt rétablissement, il est utile de ne passer aucun de ces chapitres, parce que les crises de panique ont souvent plus d'une cause. Seuls ceux qui connaissent toutes les causes et qui appliquent les techniques correspondantes pourront surmonter leurs peurs rapidement et durablement. Voici tout d'abord un bref aperçu des 4 causes les plus fréquentes des crises de panique.

Des signes d'alerte ignorés

D'après les différents cas que j'ai rencontrés dans mon cabinet au cours des dernières années, des signes d'alerte réprimés ou ignorés sont la principale cause de la survenance d'une crise de panique.

Mais qu'entend-on par « signes d'alerte » ? Habituellement, cela commence par le fait que vous n'avez pas écouté votre instinct depuis trop longtemps. Votre instinct est le porte-parole de votre subconscient, on pourrait dire aussi : de votre psyché. Et plus vous essayez de trouver des arguments dans votre esprit conscient pour ne pas écouter votre instinct une fois de plus, plus votre subconscient insatisfait voudra se faire entendre. En utilisant différents signes d'alerte, qui peuvent être de nature psychologique ou physique, votre psychisme essaie alors de vous inciter à changer quelque chose dans votre vie qui n'est plus bon pour vous depuis longtemps.

Parmi les signes d'alerte psychologiques, on peut citer une baisse soudaine de la mémoire et de la concentration, ainsi qu'un manque de motivation, une asthénie et une tristesse sans fondement apparent. La crise de panique elle-même est la dernière étape et donc, la forme la plus sévère d'un signe d'alerte psychique.

Parmi les signes d'alerte physiques, on peut citer en particulier des problèmes gastro-intestinaux, une détérioration soudaine de l'acuité visuelle, des irritations de la peau, des contractions musculaires involontaires (appelées tics) et un besoin accru d'uriner. Il a été démontré que même les hernies discales et le zona sont souvent d'origine psychosomatique ; ils font par conséquent partie de ces mises en garde. J'expliquerai en détail dans le chapitre 2 comment tout cela est lié et ce que vous pouvez faire précisément pour épargner à votre psyché tous ces tracas.

Les substances qui peuvent déclencher des crises de panique

Certains médicaments sont manifestement capables de déclencher des crises de panique. Outre ceux qu'on appelle les neuroleptiques et qui sont par exemple administrés dans les cas de schizophrénie, il peut aussi s'agir de la thyroxine, une hormone thyroïdienne utilisée en cas d'hypothyroïdie. Les femmes diagnostiquées Hashimoto peuvent en particulier réagir à un mauvais dosage de la thyroxine synthétique par des crises de panique. Dans ce cas, il est fortement conseillé de faire vérifier si vous prenez encore la bonne dose. Certains de mes patients ont obtenu de bons résultats en remplaçant leur médicament par des hormones thyroïdiennes naturelles de porc. Vous trouverez plus d'informations à ce sujet dans le chapitre intitulé « Des alternatives de traitements médicamenteux peuvent être la solution », p. 62, et sur notre site hilfe-bei-hashimoto.de, que mon épouse et moi avons spécialement mis en place pour les personnes concernées par cette problématique. À l'heure actuelle, ce site existe déjà en allemand, en anglais et en français ; d'autres langues suivront prochainement.

Mais les crises de panique sont bien plus souvent provoquées par des drogues que par des médicaments. C'est surtout le composant actif THC que l'on absorbe en fumant de l'herbe, mais aussi l'ecstasy, dont l'abréviation est MDMA, et la cocaïne qui jouent un rôle ici. La psilocybine, substance psychoactive de certains champignons, figure elle aussi tout en haut de la liste des déclencheurs de panique, comme beaucoup de nouvelles drogues de synthèse qui inondent actuellement le marché. Toutes ces substances interfèrent massivement dans l'équilibre des neurotransmetteurs de notre corps et provoquent de surcroît une désactivation momentanée de certaines fonctions de protection du cerveau. Un aspect intéressant est que, souvent, notre cerveau devient d'une certaine manière encore plus performant ainsi. On sait que de nombreux peintres et écrivains célèbres, comme l'auteur de best-sellers Stephen King, ont créé certaines grandes œuvres sous l'influence de drogues.

On peut comparer la déconnexion des filtres de protection du cerveau par l'usage de drogues au retrait du filtre à impuretés d'un système de conduites d'eau. Certes, l'eau coule ainsi beaucoup plus vite, mais la saleté présente dans l'eau est malheureusement, elle aussi, distribuée dans tout le système, et elle peut y causer d'importants dommages. Un dommage possible dans le cerveau est, par exemple, la formation de certaines connexions neuronales qui déclenchent des crises de panique. Lorsque cela s'est produit une fois, le risque de nouvelles crises de panique augmente rapidement avec chaque nouvelle consommation de drogues. Si votre première crise de panique a eu lieu dans les 48 heures qui ont suivi la prise d'une drogue, vous devriez immédiatement cesser de consommer cette substance. D'ailleurs, peu importe que vous ayez pris cette drogue pour la première fois ou que vous ayez déjà des années d'expérience avec elle : dès que votre corps réagit à une substance par une crise de panique, vous devriez définitivement proscrire cette dernière. Même – ou justement – lorsque vous vous sentez bien à nouveau. En effet, le risque de déclencher une nouvelle crise de panique par les drogues est particulièrement grand pour vous, parce que votre cerveau a déjà fait certaines expériences à cet égard et les a sauvegardées.

Saviez-vous que la plupart des gens expérimentent au cours de leur vie une ou deux situations qu'ils ressentent comme des crises de panique ? Elles sont plus ou moins prononcées, et les raisons en sont très diverses, par exemple une réaction allergique à un antibiotique ou une carence en vitamine B_{12}. Même une hypothyroïdie temporaire liée à l'alimentation ou une intolérance alimentaire peuvent être des déclencheurs. En cas de carence en vitamines ou en autres éléments nutritifs, notre corps fait généralement lui-même le nécessaire pour résoudre rapidement ce déficit. Nous ressentons alors une folle envie de consommer un aliment particulier qui contient en abondance la substance manquante, et le sentiment de panique disparaît aussi vite qu'il avait surgi.

Je conseille aux végétaliens et aux végétariens qui renoncent à de nombreuses sources de vitamine B_{12} telles que le foie, la viande, le lait et les œufs en raison de leur régime alimentaire de prendre, en cas de crises de panique, de la vitamine B_{12} sous forme de complément alimentaire.

Les aliments qui favorisent les flatulences ou une intolérance au gluten présent dans la quasi-totalité des produits céréaliers peuvent également provoquer des crises de panique. Le coupable est ce qu'on appelle le syndrome de Roemheld. Il a été nommé ainsi d'après son découvreur, Ludwig von Roemheld, médecin spécialiste en médecine interne, qui a fait une découverte importante au début du XXe siècle. Il constata que de nombreuses personnes souffrant de ballonnements ou d'éructations se plaignent aussi plus souvent de symptômes qui apparaissent principalement chez les patients anxieux : bouffées de chaleur, souffle court, palpitations, essoufflement, anxiété, vertiges, insomnie et extrasystoles, également connues sous le nom de palpitations.

Mais qu'est-ce qui se cache derrière cela ? Dans *Exaplan. Le compendium de la médecine clinique*[1], le phénomène est décrit de la manière suivante : « En raison de l'accumulation d'air dans le tube digestif, le diaphragme est poussé vers le haut et peut exercer une pression directe ou indirecte sur le cœur. Cela peut provoquer divers troubles cardiaques, en particulier des douleurs qui ressemblent à une angine de poitrine (oppression thoracique). Dans les cas plus sérieux, cela peut entraîner un évanouissement temporaire. »

Si vous aussi, vous souffrez fréquemment de ballonnements ou d'éructations, il est tout à fait possible que vous souffriez « tout simplement » du syndrome de Roemheld. Heureusement, un test permet de le déterminer rapidement ; de plus, il existe un certain nombre de remèdes familiaux éprouvés que vous pourrez mettre à profit dans ce cas. À vrai dire, au premier stade d'un trouble anxieux présumé et tant que la peur ne s'est pas ancrée structurellement et profondément dans le cerveau, le principe de

1. Emminger (Hamid), Kia (Thomas, Hrsg.), *Exaplan. Das Kompendium der klinischen Medizin*, 7e édition, Munich, Elsevier, Urban & Fischer, 2011.

base valable pour le syndrome de Roemheld est le suivant : pas de pression sur le diaphragme, pas de peur.

Le plus simple serait donc de faire ce qui était courant à l'époque de Luther : roter et péter tout son soûl. Les ballonnements n'auraient alors aucune chance de provoquer suffisamment de pression interne pour déclencher ces symptômes désagréables. Cependant, comme cette méthode pour réduire l'anxiété n'est généralement pas bien perçue par l'entourage ni par les collègues de travail, je vous conseille plutôt de modifier votre alimentation. À titre de test, évitez pendant 14 jours tout ce qui provoque des ballonnements. Si vous êtes réellement concerné par le syndrome de Roemheld, une modification de votre régime alimentaire vous permettra d'obtenir une réduction significative de vos symptômes d'anxiété.

Sur notre site Internet Panikattacken-loswerden.de, j'ai mis à votre disposition une liste des aliments qui causent particulièrement souvent des ballonnements, et une seconde liste de ceux qui en provoquent à peine. Vous les trouverez dans la section blog sous le titre : « Syndrome de Roemheld : lorsque les ballonnements provoquent la peur. »

La première liste de tout ce que vous ne devriez pas manger dans ce cas étant assez longue, et comme une alimentation équilibrée est aussi liée à la qualité de vie, j'aimerais encore vous révéler 4 astuces qui vous permettront également de réduire les ballonnements de manière significative, même si vous ne modifiez pas votre alimentation aussi drastiquement.

Astuce 1 :

En guise de test, éliminez tout d'abord pendant 7 jours tous les produits contenant du gluten, c'est-à-dire tout ce qui est fabriqué à partir de céréales telles que le blé, le seigle, l'épeautre, l'avoine ou l'orge. Beaucoup de gens souffrent d'une intolérance non diagnostiquée au gluten. Cela est aussi dû au fait que les tests sanguins disponibles se contentent de détecter si vous développez des anticorps au gluten, mais ils ne détectent pas la manière dont votre corps et votre cerveau réagissent à la molécule. Heureusement, vous pouvez facilement tester cela vous-même. Observez durant quelques jours si et dans quel délai vous vous sentez fatigué après avoir mangé et si votre capacité de concentration diminue. Par exemple, quelles sont vos performances les jours où vous n'avez mangé que des légumes et du poisson ou de la viande, en comparaison avec les jours où vous avez allègrement consommé du pain ? Pour ma part, je constate une différence énorme. Bien que j'aime le pain frais, je suis nettement moins concentré et performant les jours où j'en consomme, que les jours où je renonce aux aliments contenant du gluten. Par ailleurs, dans ce dernier cas, ma digestion est beaucoup plus facile.

Astuce 2 :

Consommez les aliments dans le bon ordre et si possible séparément – et faites toujours une petite pause entre les plats. Prenez, par exemple, un morceau de melon bien juteux avec du jambon de Parme. Personnellement, j'aime

cette combinaison, mais pour nombre de personnes, elle provoque des ballonnements et des problèmes d'estomac. Pourquoi cela ? Si vous mangiez le melon seul, il traverserait votre estomac en 30 minutes au plus et se retrouverait dans les intestins pour sa métabolisation ultérieure. Mais si on le consomme avec du jambon, tout se passe autrement, car ce dernier a besoin de nettement plus de temps pour être digéré, de sorte qu'il bloque la digestion rapide du melon. En raison de son séjour plus long dans l'estomac, le fruit commence à fermenter et les gaz qui en résultent exercent une pression vers le haut sur le diaphragme. Pour les personnes sensibles, cela conduit au syndrome de Roemheld déjà mentionné, avec tous ses effets secondaires désagréables.
Manger dans le bon ordre signifie manger en premier les aliments à forte teneur en eau. Par conséquent, ne mangez pas les fruits en dessert, mais plutôt en entrée. Puis, faites une petite pause avant de consommer les aliments riches en protéines et en acides gras. Vous verrez que, grâce à cela, vos ballonnements pourront être considérablement réduits.

Astuce 3 :

Outre l'utilisation du cumin comme épice, il est également très utile de prendre avant les repas une cuillère à café de gingembre fraîchement râpé – tous deux réduisent de manière significative la tendance aux ballonnements. Si c'est trop fort à votre goût, vous pourrez également consommer du thé au gingembre. La tisane de fenouil ainsi qu'un mélange de fenouil, d'anis et de cumin sont des remèdes connus pour lutter contre les accumulations de gaz.

Astuce 4 :
Faites du sport ou faites au moins régulièrement des promenades. Cela renforce la musculature du diaphragme, et plus elle est forte, plus il est difficile pour les gaz du tractus digestif de faire pression sur votre cœur. Bien sûr, l'idéal est de combiner les quatre astuces, car dans ce cas vous n'aurez à renoncer qu'aux aliments qui provoquent vraiment d'importantes flatulences, comme les haricots, les poireaux ou certains édulcorants. En récompense, vous serez bien moins souvent fatigué, et qui sait, peut-être qu'un peu plus d'exercice associé à un nouveau comportement alimentaire suffira à vous libérer de vos crises d'angoisse.

La pensée négative et ses conséquences dramatiques pour le cerveau

Après un épisode isolé de crise de panique, certaines personnes se demandent ce qui aurait bien pu provoquer cela. Peut-être un cœur malade, une tumeur au cerveau ou une autre maladie grave ? Mortes de peur et d'inquiétude, elles se sont rendues aux urgences d'un hôpital pour se faire examiner. Mais elles ont généralement été renvoyées chez elles avec le diagnostic qu'il ne s'était agi « que » d'une crise de panique et que tout était en ordre sur le plan physique. C'est difficile à croire pour la plupart d'entre elles, car elles ont bien senti que quelque chose n'allait pas dans leur corps. Alors, elles continuent de ruminer et de s'inquiéter. Elles consultent des médecins de manière répétée, pensant que les multiples examens auxquels elles se soumettent finiront par déterminer « le déclencheur ».

Mais c'est justement ce type de comportement qui fait qu'un événement isolé peut se transformer en crises de panique récurrentes. Car une pensée régulièrement inquiète, associée à de fortes émotions négatives, modifie sans aucun doute les structures de notre cerveau. Ainsi, la peur de la peur devient en quelques semaines, ou même en quelques jours, un schéma de pensée qui se déroule de façon automatique et qui s'ancre profondément dans la tête par les connexions synaptiques. Comment cela est-il possible ?

Lorsque vous pensez quelque chose, vous pouvez vous souvenir ensuite de ces pensées. Cela signifie qu'elles ont été stockées quelque part dans votre cerveau. Toutefois, nous n'avons pas de disque dur interne sur lequel sauvegarder des informations comme dans un ordinateur. Au lieu de cela, nous enregistrons nos pensées par la voie biologique, sous forme de synapses. Chacune de nos pensées génère des connexions neuronales, et ce à la seconde même où nous formulons cette pensée. Cette découverte a obtenu le prix Nobel de médecine en 2000 et a contribué de manière déterminante au développement de nouvelles méthodes plus efficaces pour éliminer la peur. Le scientifique auquel nous devons cette découverte est le professeur Eric Kandel. Il est l'un des neuroscientifiques les plus importants de notre époque.

Le professeur Kandel[1] a pu clairement démontrer que toutes nos pensées et impressions sont sauvegardées dans notre cerveau sous forme de connexions synaptiques. Plus les émotions à la base de ces pensées sont fortes, peu importe qu'elles soient positives ou négatives, plus ces réseaux neuronaux présents dans notre tête deviendront puissants. Des pensées négatives fréquentes créent ainsi ce qu'on pourrait appeler la base neurobiologique des crises de panique. Si quelqu'un alimente suffisamment longtemps des pensées négatives, il construira forcément dans son cerveau une autoroute de données orientée vers les mauvais sentiments et la peur. En revanche, il ne subsistera alors souvent plus qu'un étroit sentier vers la joie et la légèreté.

Mes patients me demandent souvent pourquoi la peur apparaît surtout au repos, que ce soit le soir, sur le canapé, en vacances ou même au cours d'une tâche routinière telle qu'un trajet long et ennuyeux sur une autoroute. La réponse est assez simple : le cerveau humain répond de façon automatique, non seulement en situation de stress, mais aussi dans les phases de

1. Kandel (Eric), *À la recherche de la mémoire*, Paris, éditions Odile Jacob, 2007.

repos, de la manière dont il a majoritairement été interconnecté (ou « câblé »). Pour compliquer le tout, notre esprit veut sans cesse avoir quelque chose à faire. Tant que nous sommes, par exemple, intensément occupés par un appel téléphonique ou une tâche délicate, ou même lorsque nous sommes fortement pressés par le temps, notre esprit conscient a suffisamment à faire, et nous sommes libérés de la peur et des soucis. Mais lorsque le calme revient, nous nous mettons à ruminer. Et notre cerveau cherche une occupation aussi rapidement que possible. Et où peut-il l'obtenir le plus vite ? Sur la grande autoroute de données des pensées négatives et de la peur ou sur l'étroit sentier de la joie et de la légèreté ? Aucun doute : sur l'autoroute de données. En raison des réseaux existants, il est en effet beaucoup plus facile pour votre cerveau de générer, à ce moment-là, de la peur plutôt qu'un sentiment de sérénité.

La manière dont vous pensez crée constamment des connexions dans votre cerveau. Jour après jour apparaissent ainsi dans votre tête plusieurs centaines de milliers de connexions dans lesquelles sont stockées vos pensées, en temps réel. Les pensées que vous répétez souvent sont donc plus présentes, tandis que l'accès aux idées auxquelles vous n'avez pas pensé depuis un certain temps est démantelé sur le plan neuronal. C'est aussi la raison pour laquelle vous ne vous souvenez presque plus des formules mathématiques que vous avez autrefois apprises à l'école. Vous n'utilisez plus ces connaissances, vous n'y avez plus pensé et vous avez donc perdu l'accès synaptique direct jusqu'à elles. Il vous est arrivé exactement la même chose avec la pensée positive.

Notre cerveau s'adapte biologiquement à la manière dont il est utilisé. C'est ainsi que sont construits des automatismes d'après lesquels, à partir d'un certain moment, ce n'est plus vous qui contrôlez votre cerveau, mais votre cerveau qui vous contrôle. Un élément particulièrement insidieux dans ce contexte est le pessimisme. Au lieu de vous protéger contre les déceptions, votre cerveau est constamment entraîné à percevoir plus de négatif que de positif. En d'autres termes, vous êtes littéralement aveugle à la beauté qui vous entoure ainsi qu'à toutes les possibilités qui s'offrent à vous pour rendre votre vie plus agréable. J'expliquerai en détail au chapitre 4 ce qui se passe alors exactement dans votre cerveau.

Je souhaite préciser que peu importe l'origine de cette manière de penser qui ne se focalise que sur le mauvais ou sur l'absent : que cela provienne de certaines expériences que vous avez vécues ou que vous ayez hérité cela de vos parents n'est pas déterminant pour votre guérison. La seule et unique chose qui importe est que vous commenciez par quelques astuces simples à rediriger votre cerveau vers les voies nerveuses correctes. Il est évident que vous aurez besoin d'un peu d'entraînement, mais ces efforts en valent la peine ! Lorsque vous aurez découvert toutes les techniques décrites dans ce livre et choisi celles qui vous conviennent, vous pourrez commencer immédiatement et reprogrammer vous-même votre cerveau pour une vie emplie de joie, sans crainte ni panique.

Cela vous semble peut-être impossible en cet instant, mais ça ne l'est pas, parce que votre cerveau automatise tout ce que vous faites régulièrement. C'est valable pour le brossage des dents, pour la conduite d'un véhicule, pour écrire avec vos dix doigts, tout comme pour se faire des soucis et planifier la panique. Si vous avez un permis de conduire et un peu d'expérience de la conduite, vous savez de quoi je parle. Un conducteur expérimenté n'utilisera plus une pensée consciente pour décider quand embrayer ou changer de vitesse, pour vérifier le compte-tours du moteur, pour connaître la vitesse à laquelle il est en train de rouler ou regarder dans le rétroviseur. Un automobiliste expérimenté exécute automatiquement et de façon tout à fait inconsciente tout ce qui fait encore transpirer un conducteur novice. Il peut se concentrer pendant la conduite sur des sujets tout à fait différents, par exemple laisser ses pensées vagabonder, écouter un programme à la radio ou s'entretenir avec un passager. Cela est dû au fait que notre cerveau travaille en permanence pour soulager autant que possible notre esprit conscient. Dès que notre cerveau a identifié des enchaînements récurrents de mouvements ou de pensées comme des schémas, il les déplace du cerveau jusqu'au cervelet où ils sont alors exécutés automatiquement par le subconscient, afin que notre esprit conscient dispose d'autant de mémoire vive que possible pour des tâches nouvelles et encore inconnues.

Si cela fait des années que vous avez davantage de pensées négatives que de pensées positives et que vous avez du mal à cesser de ruminer, vous trouverez sans doute difficile d'imaginer qu'il est réellement possible de stopper l'automatisme de la pensée négative et, par conséquent, toute forme de trouble anxieux. En effet, presque aucun des traitements standards habituellement proposés en Allemagne n'est en mesure d'agir aussi rapidement et durablement sur le cerveau que les techniques présentées dans ce livre. Ni la thérapie de confrontation (exposition), ni la recherche d'antécédents dans l'enfance (psychanalyse), ni les exercices de respiration ou de relaxation musculaire progressive n'endiguent le développement synaptique négatif du cerveau. Au contraire, les deux premiers renforcent ce qui devrait être supprimé de toute urgence. J'explique de manière détaillée dans le chapitre intitulé « Pourquoi les thérapies standards font souvent plus de mal que de bien », p. 86, pourquoi il en est ainsi. Les antidépresseurs et les tranquillisants si vite et si facilement prescrits ne sont pas non plus en mesure de modifier de manière déterminante la structure du cerveau ; ils parviennent, au mieux, à atténuer la perception de la peur.

Une thérapie vraiment réussie doit faire en sorte de générer au plus vite dans le cerveau autant de synapses que possible pour stocker une conscience de vie positive. Lorsqu'une quantité suffisante de ces connexions est disponible, le cerveau commence tout seul à interconnecter ces nouvelles informations dans le cervelet, et à créer ainsi une nouvelle automatisation positive, ce qui a un impact significatif sur vos sentiments. Sur la base des dernières découvertes des recherches sur le cerveau, un entraînement mental spécifique a pu être développé, grâce auquel le déroulement mental de ce processus est notablement plus rapide que pour les processus normaux de la pensée. Au bout de quelques jours, vous remarquerez déjà les premiers changements, et après 3 à 6 semaines, ces changements positifs seront indéniables. En 6 à 12 semaines, 82 % des patients que j'ai personnellement pris en charge jusqu'ici ont réussi à perdre totalement leur peur de la peur et, par conséquent aussi, à supprimer leurs crises de panique. Dans la seconde moitié de ce livre, vous apprendrez toutes les variantes de cet entraînement mental. Vous aimeriez probablement « sauter » directement sur cette partie du livre, mais je vous suggère de patienter. Afin que le processus puisse aussi fonctionner de façon optimale pour vous, il est important que vous lisiez et que vous intériorisiez d'abord les chapitres antérieurs. Ce n'est qu'ainsi qu'une guérison rapide et durable sera possible.

Secondary gain : lorsque les crises de panique apportent des bénéfices secondaires

Parfois, il arrive que mes patients parviennent très rapidement à se débarrasser de leurs crises de panique, mais quelques semaines ou quelques mois plus tard, ils sont à nouveau victimes d'une crise d'angoisse. Souvent, le responsable est alors ce qu'on appelle le *secondary gain*.

On parle de « bénéfice secondaire » lorsque les personnes concernées souffrent de leur trouble anxieux, mais que, d'autre part, elles en retirent aussi un bénéfice caché dont elles n'ont souvent pas même conscience. Il peut s'agir, par exemple, d'un changement de comportement de la part du partenaire qui se montre à nouveau prévenant et attentif en raison des terribles crises de panique. Ou alors le trouble anxieux sert d'excuse légitime pour ne plus être contraint de faire un travail détesté depuis longtemps. Mais cela peut aussi être le cas quand la personne prend soin depuis des années d'un parent malade et que ce devoir ne lui est épargné que lorsqu'elle est elle-même souffrante. La liste des bénéfices secondaires possibles de maladies est longue. La plupart des personnes concernées ont un sens particulièrement aigu des responsabilités et il faut qu'il se produise quelque chose de « très grave » pour qu'on ne puisse plus compter sur elles. Le trouble anxieux est alors souvent la seule manière de se libérer d'obligations qu'on n'est plus en mesure d'assumer.

Je suis régulièrement confronté à de telles situations dans mon cabinet. Les crises de panique disparaissent comme par magie, du jour au lendemain, et ce « juste » parce que la personne concernée trouve enfin le courage, par exemple, de trouver un nouvel emploi qui soit meilleur ou d'engager un soignant externe pour assister un parent malade. Le bénéfice secondaire d'une maladie se décline en de nombreux cas de figure. Il y a quelque temps, j'ai traité un cas particulièrement intéressant à cet égard.

Exemple de cas de bénéfice secondaire

En février 2015, une femme qui avait souffert pendant des années de crises de panique au volant est venue à mon cabinet. Les passages dans les longs tunnels étaient particulièrement terribles pour elle. Tout cela avait déjà pris de telles proportions que les départs en vacances avec sa famille n'étaient planifiés que pour garantir qu'il n'y aurait aucun tunnel sur leur trajet. Les crises de panique de cette jeune femme de 32 ans, en excellente santé physique, déterminaient à elles seules le choix des destinations possibles et généraient en conséquence un mécontentement croissant de la part de ses deux enfants et de son mari. Au moment où cette patiente entra pour la première fois dans mon cabinet à Berlin, elle avait déjà effectué deux ans de thérapie. Pourtant, ses peurs étaient toujours présentes, et ce malgré une prise additionnelle d'antidépresseurs durant dix-huit mois sur prescription de son médecin de famille. La prescription d'antidépresseurs pour les troubles anxieux est d'ailleurs assez fréquente. Pour ma part, je la déconseille à quelques exceptions près, et vous trouverez de nombreuses indications à ce sujet plus loin dans ce livre. En tout cas, ma patiente avait pris onze kilos en dix-huit mois en raison de ce médicament, ce qui avait davantage encore détérioré son humeur.

En quatre séances, elle parvint, en particulier grâce à l'utilisation de la technique du *pitching* dont je parlerai ci-dessous, à faire disparaître complètement ses crises de panique. Sous la surveillance de son médecin de famille, elle parvint à réduire progressivement sa prise de médicaments jusqu'à pouvoir y renoncer totalement après quelques semaines. Dans le jargon médical, on appelle cela un sevrage progressif. Elle put à nouveau circuler normalement en voiture, et même les longs tunnels ne posaient plus aucun problème.

Environ huit mois après cette formidable réussite, elle m'appela un jour, terriblement bouleversée, pour me raconter en pleurant que les crises de panique étaient soudainement revenues et qu'elle ne comprenait absolument pas pourquoi. Je lui proposai de revenir à mon cabinet pour lui poser quelques questions très précises. Je constatai rapidement que maintenant qu'elle était capable de se rendre partout en voiture, elle allait devoir rendre visite à ses beaux-parents. Cela lui avait été épargné depuis près de trois ans, parce que la maison de ses beaux-parents n'était accessible qu'en traversant un long tunnel. Ainsi, comme elle avait été diagnostiquée sujette à des crises d'angoisse, il ne lui avait pas été possible d'effectuer ce trajet. Mais, cette fois, une date concrète avait été fixée pour la prochaine visite. Ma patiente ne pouvait pas supporter sa belle-mère, pour des raisons au demeurant tout à fait compréhensibles, et jadis, ses visites chez ce « dragon », comme elle la surnommait, avaient toujours eu pour conséquence qu'elle tombait malade pendant une semaine, tant cette situation était désagréable. Il était donc très clair que les crises de panique, outre leur côté pénible, assuraient également sur un second niveau une fonction de protection. C'est pourquoi on appelle ce phénomène psychodynamique le bénéfice secondaire. Dans ce genre de cas, une maladie sert à empêcher quelque chose d'autre qui est perçu comme désagréable. Bien sûr, tout cela se déroule de manière entièrement inconsciente. Ma patiente ne faisait pas semblant d'avoir peur et souffrait de véritables crises de panique qu'elle percevait, comme tant d'autres personnes, comme un danger mortel. Pourtant, elle profitait également du retour des crises de panique, parce qu'elles lui épargnaient les visites à son épouvantable belle-mère.

Sa réaction à mon diagnostic me confirma que j'avais vu juste. Il était évident qu'il lui fallait annoncer très clairement à sa famille que, même si elle était guérie, elle ne se rendrait plus chez ses beaux-parents jusqu'à nouvel ordre. En dépit de neuf ans de mariage, ils la traitaient comme une étrangère à peine tolérée qui avait arraché un fils bien-aimé à sa mère. Comme sa présence n'était visiblement pas souhaitée par cette dernière, elle expliqua à sa famille qu'elle allait faire une faveur à tout le monde, et en particulier à elle-même, en n'allant plus chez ses beaux-parents. Lorsque cela fut fait et que le mari se rendit seul avec les enfants chez ses parents, les crises de panique disparurent immédiatement. De plus, après cette déclaration qui avait le mérite d'être très claire, le comportement de la belle-mère s'améliora de façon spectaculaire.

Lorsque quelqu'un souffre de crises de panique ou d'autres peurs, il peut être fort utile de lui poser les questions suivantes :

– Outre les côtés désagréables, y a-t-il aussi un effet positif ?

– Qu'est-ce que vous parvenez ainsi à éviter – une visite, un certain travail ou un changement qu'il aurait peut-être fallu entreprendre depuis longtemps, mais pour lequel vous manquiez de force jusqu'à présent ?

– Peut-être s'agit-il de se séparer d'un partenaire, de changer d'emploi ou de déménager ?

Il existe tout un éventail de techniques d'interrogation qui permettent d'identifier rapidement le bénéfice secondaire. Mes patients refusent souvent d'admettre d'emblée ce lien, parce que la peur des changements nécessaires semble être plus grande que le problème des crises de panique. Mais un thérapeute bien formé sera en mesure d'apporter l'assistance nécessaire aux personnes concernées pour rendre ces changements possibles et ainsi les aider à vivre durablement une vie meilleure.

Même si, à ce stade, vous aurez peut-être encore du mal à le croire – les crises de panique sont une réaction parfaitement normale et saine de votre subconscient pour vous protéger de quelque chose de généralement grave – à l'aide de ce livre, vous pourrez découvrir pourquoi votre psyché a exécuté ce programme d'urgence et de quelles options vous disposez pour rétablir votre état normal.

Résumé
Démasquez le véritable déclencheur de votre peur

- Les crises de panique ne sont souvent que des signes d'alerte, parce que vous n'avez pas écouté votre intuition à plusieurs reprises.

- Les crises de panique peuvent également être déclenchées par des drogues ou des médicaments non adaptés.

- Parfois, un syndrome de Roemheld non identifié se cache derrière les crises de panique : il ne peut disparaître complètement que par une modification des habitudes alimentaires et un peu plus d'exercice.

- Les crises de panique sont souvent le résultat d'un processus automatisé de pensée négative. Cette automatisation du cerveau peut être inversée si l'on met en œuvre les méthodes appropriées.

- Quelquefois, les crises de panique servent à éviter un changement qui aurait dû être entrepris depuis longtemps. Lorsque ce changement a été effectué, les peurs disparaissent d'elles-mêmes.

2

Reconnaître les signes d'alerte et y répondre correctement

Souvent, les troubles psychosomatiques ne sont rien de plus que des signes d'alerte que notre subconscient envoie à l'esprit conscient. Pour votre guérison, il est donc très important de comprendre comment votre psyché réussit l'exploit de produire des symptômes physiques réels, alors que les zones et les organes concernés sont en parfaite santé. Comme cette explication fait souvent défaut dans la médecine conventionnelle, beaucoup de gens craignent d'être des « malades mentaux » et souhaitent qu'une « véritable » cause physique puisse être formellement établie afin d'expliquer l'apparition des crises de panique. Des fourmillements dans les bras et les jambes, des engourdissements, des palpitations, des crampes d'estomac, une sensation d'oppression dans la poitrine et la gorge, des vertiges et la sensation de se tenir à côté de son corps, tout cela est perçu d'une manière tellement réelle qu'on se dit qu'il y a forcément quelque chose de physique caché derrière. D'une certaine manière, c'est le cas, mais généralement, ces personnes sont en parfaite santé, tant sur le plan physique que mental. Leur psyché veut tout simplement attirer leur attention sur le fait qu'elles doivent modifier un certain comportement ou une certaine manière de penser afin de leur éviter un problème plus important à long terme. Si, désormais, vous prenez ces avertissements au sérieux et que vous réagissez correctement, votre trouble anxieux et les crises de panique qui y sont associées pourront bientôt disparaître à tout jamais.

Le pouvoir de l'inconscient

Pour mieux comprendre les processus qui se déroulent en vous lors d'une crise de panique, nous allons tout d'abord jeter un coup d'œil sur le cerveau et observer les deux manières complètement différentes de travailler du conscient et du subconscient.

Le cerveau d'un être humain adulte contient environ 86 milliards de cellules nerveuses, également appelées neurones. Ces derniers sont reliés entre eux par environ 100 milliards de synapses. Cela signifie que chaque cellule cérébrale est connectée avec au moins 1 000 autres cellules cérébrales. Le nombre de combinaisons possibles qui résulte de notre quantité de neurones et de leurs connexions dépasse de loin le nombre de grains de sable qu'on peut trouver sur notre belle planète ! Et bien entendu, nous parlons des combinaisons possibles d'un seul cerveau humain !

Notre esprit conscient n'utilise qu'une petite partie de cette incroyable capacité. Il perçoit un maximum de 8 informations par seconde ; pour formuler raisonnablement une pensée, il lui faut en moyenne 3 secondes. Autrefois, on disait que nous n'utilisons que 10 % de notre cerveau. Aujourd'hui, nous savons que ce n'est pas vrai, parce que notre subconscient exploite tout le potentiel de nos cellules grises. Selon les dernières découvertes, il traite au moins 80 000 informations par seconde et est donc 10 000 fois plus rapide (on pourrait aussi dire plus intelligent) que notre esprit conscient, que nous tenons pourtant en si haute estime.

Les crises de panique : un acte d'amour de la psyché

Le véritable patron de notre tête est et reste donc le subconscient. Ce patron communique avec nous et il le fait avec ce qu'on appelle l'intuition. Vous le savez assurément : tandis que vous êtes encore en train de réfléchir rationnellement et de peser le pour et le contre pour savoir si vous allez faire quelque chose ou y renoncer, c'est-à-dire tandis que vous évaluez les arguments pour ou contre, cela fait un moment que vous sentez dans votre ventre que votre intuition vous a insufflé une réponse. Un sentiment non explicable de « Il vaut mieux laisser tomber » ou un « Oui, allons-y ! ». Car grâce à son énorme capacité, votre subconscient a collecté toutes les données disponibles depuis un moment déjà et les a comparées avec toutes les données et expériences issues de votre vie. Tout cela se déroule en quelques dixièmes de seconde, et votre esprit conscient serait totalement débordé par ce flot de données.

Mais pour votre subconscient, c'est un jeu d'enfant. Il prend sa décision dans un délai extrêmement court grâce aux données analysées, et il vous le fait savoir par ce qu'on appelle l'intuition. D'ailleurs, ce processus tient compte d'un nombre incroyable d'informations auxquelles vous n'auriez jamais pensé consciemment, telles que la posture, le langage du corps, le ton de la voix, le choix des mots et l'odeur. De nombreuses études ont montré, par exemple, que lors du choix d'un partenaire, notre cerveau est capable de percevoir de façon inconsciente, uniquement en fonction de son odeur, si nous pouvons avoir un jour avec lui des enfants en bonne santé ou non. C'est l'une des raisons pour lesquelles nous disons que nous ne pouvons pas « sentir » certaines personnes.

La décision la plus intelligente que vous puissiez prendre est donc d'écouter votre intuition. Parce que si vous ne le faites pas, vous devrez probablement en affronter tôt ou tard les conséquences désagréables. Je ne sais pas quelle est votre expérience en ce domaine, mais je connais beaucoup de personnes qui ont déjà payé un prix élevé pour ne pas avoir écouté leur intuition.

Presque comme un superordinateur, notre subconscient nous envoie en permanence, via notre intuition, l'analyse de notre situation en temps réel et des recommandations sur ce qu'il faudrait faire ou sur ce qu'il faudrait éviter. Tout cela ne se produit que pour une seule raison : pour nous protéger de tout dommage. Le subconscient envoie des signaux d'avertissement d'abord faibles, puis de plus en plus intenses selon les besoins, à ceux qui n'écoutent pas leur intuition pendant trop longtemps et qui agissent donc quasiment en permanence de manière contraire à ce qu'ils devraient faire. Vous connaissez toutes ces alertes plus virulentes, parce qu'on les appelle aussi des troubles psychosomatiques. Notre cerveau est en effet capable de générer en quelques secondes de véritables troubles physiques au moyen des neurotransmetteurs, et ce bien que les organes concernés soient en bonne santé. Je reviendrai sur ce phénomène passionnant et désormais bien documenté, mais j'aimerais d'abord illustrer ce mécanisme psychosomatique avec une petite histoire.

Imaginez une mère aimante qui regarde son fils de 4 ans jouer au football. Dans cet exemple, ce petit garçon, avec son manque d'expérience et sa vision du monde encore limitée, serait l'esprit conscient. La mère en revanche, avec ses dizaines d'années d'expérience de la vie, sa taille physique et sa capacité d'anticipation, serait le subconscient. Imaginez donc que ce petit garçon est totalement absorbé par le football. Il court, frappe dans le ballon à plusieurs reprises… et ne se rend pas compte qu'il se dirige vers une route très fréquentée. La mère vigilante, donc le subconscient, réalise le danger immédiatement et crie : « Stop, ne bouge plus ! ». Elle crie une fois, deux fois, et peut-être très fort la troisième fois ! Si le petit garçon n'écoute toujours pas sa mère, cette dernière courra certainement pour le rattraper et l'éloigner de la route, peut-être même à la dernière seconde. Le petit garçon sera alors probablement très effrayé et ne comprendrait pas pourquoi sa mère est tellement énervée et pourquoi elle l'a soulevé aussi brutalement. C'est exactement ce qu'il vous est arrivé avec votre crise de panique. À l'instar de la mère dans notre exemple, après que vous n'avez pas réagi à une intuition, votre subconscient inquiet vous a presque attrapé par le collet et obligé, au moyen d'une crise de panique, à réfléchir sur certains aspects de votre vie. J'ai déjà décrit dans le premier chapitre de quels éléments il pourrait s'agir, et j'y reviendrai plus en détail un peu plus tard.

Vous protéger le mieux possible et vous empêcher de courir trop longtemps dans la mauvaise direction qui pourrait vous nuire est l'une des tâches les plus importantes de votre subconscient. Et lorsque c'est nécessaire, il prend également des mesures plus drastiques. Les crises de panique sont bien moins une maladie qu'un acte d'amour de notre subconscient ou de notre psyché pour nous protéger de quelque chose de pire. Peut-être comprenez-vous maintenant d'où viennent soudain (et en apparence sans raison) toutes ces réactions physiques violentes. Si vous n'écoutez pas l'appel de votre intuition, votre psyché optera tout simplement pour des moyens plus « convaincants ». À l'aide des neurotransmetteurs, elle fera en sorte que des réactions physiques violentes vous obligent à cesser de faire certaines choses, ou tout du moins à y réfléchir.

Les neuromédiateurs : ces puissants hommes de main de notre psyché

Les neurotransmetteurs sont des substances messagères endogènes grâce auxquelles le cerveau peut provoquer quasiment n'importe quelle réaction physique. Il existe plusieurs douzaines de neurotransmetteurs ; les plus connus s'appellent adrénaline, noradrénaline, sérotonine, dopamine, ocytocine et histamine. À chaque pensée anxieuse, votre cerveau stimule les glandes surrénales pour qu'elles sécrètent le neurotransmetteur nommé adrénaline. Ce messager accélère le rythme de votre cœur et permet ainsi qu'un grand nombre de nutriments et une grande quantité d'oxygène soient transportés dans votre corps le plus vite possible. Les bras et les jambes en reçoivent plus que le reste du corps, parce que dans une situation provoquant la peur, il est important de pouvoir fuir rapidement ou au moins de pouvoir se défendre.

Chez les personnes atteintes d'un trouble anxieux, cet excès de nutriments et d'oxygène n'est généralement pas brûlé lors d'une fuite ou d'un combat, parce que ces personnes ont plutôt tendance à se pétrifier dans la peur et à ne quasiment plus se risquer à sortir de chez elles. Par conséquent, le corps doit trouver un autre moyen pour éliminer cet excédent, car il est toujours impatient de retrouver au plus vite un équilibre sain. Pour mener à bien ce processus de décomposition, il utilise alors des micromouvements musculaires que vous connaissez très probablement. Ce sont des picotements dans les bras et les jambes, ainsi qu'un tremblement soudain et une brusque montée de la température du corps, ce qui permet de brûler l'excès d'énergie dans les cellules. Les bouffées de chaleur et la transpiration des mains qui se produisent souvent en de tels cas sont des phénomènes concomitants typiques. C'est pourquoi ces processus ne devraient plus vous inquiéter. Votre corps fonctionne parfaitement dans cette situation et ne fait que ce qui est nécessaire pour retrouver son équilibre.

Si toutefois vous avez eu la sensation d'avoir plutôt froid que chaud lors d'une crise de panique, vous aurez probablement de surcroît inspiré très vite et très profondément en raison de la peur. C'est ce qu'on appelle une hyperventilation, et cela permet d'exhaler une plus grande quantité de dioxyde de carbone, de sorte que le pH sanguin augmente. Cela modifie certaines réactions métaboliques dans le corps, et la circulation sanguine des mains, des pieds et du cerveau se détériore rapidement. Dans ce cas aussi, on éprouve souvent des vertiges, des picotements, des sueurs et même des crampes musculaires.

Dans les cas extrêmes, heureusement extrêmement rares, il peut même y avoir un évanouissement, mais ce n'est qu'un mécanisme de protection sophistiqué de votre corps qui fonctionne parfaitement. Car ainsi, il veille très efficacement, mais de façon radicale, à ce que vous respiriez à nouveau normalement. Et c'est ce que font immédiatement les personnes évanouies, même si ce petit black-out ne dure généralement que quelques secondes.

Il est donc important de bien comprendre que toutes les réactions physiques désagréables que vous avez peut-être déjà expérimentées n'ont toujours qu'un seul but, celui de vous de protéger le mieux possible contre des dommages plus importants. Même une diarrhée et des crampes d'estomac peuvent être expliquées ainsi. Outre l'adrénaline, le corps sécrète aussi un autre neurotransmetteur : l'histamine. Cette dernière contrôle l'apparence de la peau, mais aussi certaines caractéristiques de l'estomac, des intestins et des bronches. L'histamine est la substance qui « noue » soudain l'estomac lorsqu'on ressent de la peur. Ce processus est, lui aussi, exclusivement destiné à nous aider. Car si, en raison d'une circonstance effrayante, nous sommes en mode combat ou en mode fuite, il nous faut en effet toute notre énergie pour sauver notre peau. C'est pourquoi notre cerveau stoppe brusquement la digestion via l'histamine, car le processus de la digestion consomme beaucoup d'énergie, et cette dernière doit être totalement à notre disposition pour un combat ou une fuite.

L'histamine veille en outre à ce qu'on élimine le lest inutile. Ce programme génétique très ancien n'a certes plus une grande utilité pratique pour nous, les humains, mais il a eu beaucoup de sens au cours de l'évolution. Ceux qui ont déjà vu des documentaires sur les animaux ont peut-être pu observer ce dont nous parlons ici : chaque animal qui prend la fuite perd, en fuyant, des matières fécales et de l'urine. Il « s'allège » pour être en mesure de courir encore plus vite. Car c'est précisément ce petit gain de vitesse qui peut trancher entre la vie et la mort.

Nous portons encore ces racines génétiques en nous. Les personnes qui souffrent de crises de panique ressentent souvent une forte envie d'uriner peu de temps après la crise. Nombreuses sont celles qui souffrent également de diarrhée. Ce phénomène est tout à fait normal et aussi vieux que l'humanité. Par conséquent, il est entré dans notre vocabulaire et nous disons en termes très familiers : « Se faire dessus » pour exprimer le fait que nous avons peur. Si on prend le temps d'écouter, on trouve encore beaucoup d'autres descriptions de troubles psychosomatiques dans notre langage quotidien : « Il me pompe l'air », « Ça me tape sur le système », « C'est à vomir ! », « Ça me prend la tête ». Ce sont des descriptions en langage familier de réactions du corps déclenchées par différents neurotransmetteurs, sans que les zones ou les organes concernés soient réellement malades.

Mais si nous forçons notre subconscient trop longtemps à nous avertir encore et encore parce que, par peur du changement, nous nous accrochons à des choses qui nous font du mal, arrive un moment où même le corps le plus sain présente des séquelles. Apparaissent alors de « véritables » maladies, mais elles disparaissent aussi très vite lorsque nous avons appris notre leçon. La plupart des ulcères d'estomac, des hernies discales, des diarrhées chroniques, des zonas et des irritations cutanées sont dus à cela, et il ne se passe pas une semaine dans mon cabinet sans qu'au moins un de mes patients ait rapidement recouvré la santé après avoir appris à écouter les signaux de son subconscient.

Épargnez-vous, à vous et votre famille, les visites constantes chez le médecin ou même les appels répétés aux urgences. Ni la seconde gastroscopie ni la troisième échographie cardiaque ne donneront de nouveaux résultats. Il est préférable d'essayer de comprendre ce que votre subconscient tente continuellement de vous dire, et d'appliquer les techniques et les exercices qui existent pour remettre votre cerveau et, par conséquent, votre vie sur les rails.

L'intuition et la raison : une lutte constante

Les crises de panique ne sont souvent rien de plus qu'un acte d'amour de votre subconscient, parce que la peur du changement vous fait rester trop longtemps dans des situations de vie qui vous rendent malade. Vous le saviez peut-être depuis longtemps déjà grâce à votre intuition, mais votre raison a essayé encore et encore de trouver des raisons pour vous faire repousser ces changements dans le temps. Et à un certain moment, votre subconscient en a eu assez et a pris des mesures plus énergiques afin que vous commenciez enfin à faire ce que vous auriez dû faire depuis longtemps.

Il est donc important de réapprendre à écouter son intuition. Mais comment peut-on savoir si quelque chose est une décision de l'inconscient, donc de l'intuition, ou une décision de la tête, c'est-à-dire de la raison consciente ? C'est plus facile que vous ne le pensez probablement, parce qu'il y a une indication très claire :

> *L'intuition ne donne jamais d'arguments, alors que la raison le fait toujours.*

Si l'intuition dit très clairement « non » à quelque chose, par exemple lorsque votre patron vous demande de faire plus d'heures supplémentaires, votre tête commence généralement aussitôt à argumenter contre vous : « Oh, allez, c'est une bonne occasion de gagner un peu plus d'argent ». Ou elle dit : « Chercher un autre emploi ne sert à rien, les autres employeurs ne sont pas mieux ». L'intuition dit : « Stop ! Tu as besoin d'une pause ! » Mais elle ne fournit pas d'arguments qui expliquent pourquoi. La raison, en revanche, argumente. « Allez, tu vas y arriver, et en plus, tu n'auras plus à t'en occuper la semaine prochaine. »

Et c'est justement au moment où vous êtes tellement surchargé de travail qu'il vous est difficile d'effectuer de bonnes prestations supplémentaires, que quelque chose se passe mal et que vous devez ensuite consacrer le reste de la journée à en réparer les dommages. Dès que vous n'en pouvez plus, votre psyché fait le nécessaire pour que vous ayez la pause dont vous avez besoin, généralement par une maladie. Même si vous avez du mal à le croire, la réalité est la suivante :

> *Vous ne pourrez jamais être plus perspicace avec votre esprit conscient qu'avec votre inconscient qui vous parle au moyen de l'intuition.*

Mon conseil est donc le suivant : cessez d'agir contre votre intuition, car elle n'a qu'un seul objectif, celui de vous protéger autant que possible en vous empêchant de courir dans la mauvaise direction et de subir des dommages.

Il y a toutefois une restriction. Seules les personnes dont les peurs sont apparues brusquement ont une intuition saine. Par exemple, une personne qui autrefois adorait conduire sa voiture, mais a eu de manière soudaine et inattendue une première crise de panique au volant commencera à éviter les tunnels et les autoroutes par peur d'une nouvelle crise.

Les choses sont un peu différentes chez les personnes qui ont peur depuis toujours et qui n'ont peut-être jamais passé de permis de conduire, justement à cause de cette peur. Dans la plupart des cas, ces personnes ont appris dès leur enfance, en raison de leurs neurones miroirs, à adopter un comportement hyperanxieux et elles ont programmé leur cerveau en conséquence. Nombre d'entre elles souffrent également d'une phobie sociale plus ou moins marquée. Dans de telles situations, il faut alors généralement un peu plus de temps pour que ces personnes soient complètement libérées de la peur et de l'incertitude, parce qu'il faut effacer des schémas de pensée très anciens et les remplacer par des schémas de pensée complètement nouveaux. Dans la mesure où les techniques présentées dans ce livre sont appliquées correctement et de manière cohérente, ce processus ne dure généralement pas plus de 4 à 6 mois. C'est ce qu'a clairement démontré l'expérience que nous avons faite dans mon cabinet avec de nombreux patients.

Un bilan médical complet qui ne détecte aucune pathologie

Maintenant que vous avez compris comment votre corps déclenche lui-même certains symptômes et que vous avez peut-être déjà une idée de la raison pour laquelle il le fait, il devrait également être clair pourquoi aucune cause physique n'a été trouvée chez vous : tout simplement parce qu'il n'y en a pas ! Réjouissez-vous, parce que votre problème sera bien plus facile à résoudre avec quelques « astuces » issues des recherches sur le cerveau, dont je parlerai en détail plus loin, qu'avec des médicaments ou, pire encore, une intervention chirurgicale.

Sous-estimer le pouvoir de l'esprit et traiter les maladies psychosomatiques comme si elles étaient des problèmes physiques est d'ailleurs bien plus répandu que vous ne pouvez l'imaginer. Plusieurs de mes patients se plaignent par exemple d'une tension artérielle élevée. Ils sont nombreux à la mesurer plusieurs fois par jour, et un certain nombre d'entre eux prennent des bêtabloquants depuis de nombreuses années pour la faire baisser.

Pourtant, la peur d'une tension élevée suffit à la faire grimper au plafond. Ce phénomène a largement été étudié en médecine et on l'appelle l'hypertension de la blouse blanche ou le syndrome de la blouse blanche[1]. Il a été nommé ainsi parce que la seule vue d'une blouse blanche est suffisante chez de nombreuses personnes pour faire monter la pression sanguine.

Les personnes qui mesurent elles-mêmes leur tension tout en ayant peur du résultat expérimentent un effet similaire. Par conséquent, je conseille toujours de faire un enregistrement continu de la pression artérielle durant 24 heures. Si les résultats de ces mesures sont principalement situés en zone verte, vous devriez parler sérieusement avec votre médecin d'une diminution progressive des bêtabloquants jusqu'à parvenir à leur suppression. Parce que si vous avalez sans raison des médicaments pendant des années en raison de lectures erronées, votre corps pourrait subir de graves dommages à long terme. Des phases isolées de tension artérielle élevée réparties tout au long de la journée ne sont certainement

---

1 Khan (Tipu V.), Khan (Safa Shakir-Shatnavi), Akhondi (Andu), Khan (Teepu), *White coat hypertension : relevance to clinical and emergency medical services personnel*, dans « MedGenMed », n° 52, mars 2007.

pas une raison pour contrecarrer cela immédiatement avec des médicaments.

Vous avez certainement remarqué qu'il est très important pour moi de vous expliquer aussi simplement et clairement que possible ce qui se passe dans votre corps. Je souhaite que vous repreniez la responsabilité de votre vie plutôt que de vous fier aveuglément aux déclarations de certains médecins ou thérapeutes. Parfois, un peu de bon sens suffit pour comprendre que tous les conseils, même les mieux intentionnés, ne sont pas forcément utiles.

Permettez-moi de reprendre une fois encore l'exemple de l'hypertension. Imaginez qu'il vous faut arroser votre jardin. Mais votre tuyau d'arrosage n'est pas assez long pour arroser jusqu'au dernier recoin du terrain. Que faites-vous ? Pour ma part, je plie toujours légèrement le tuyau ou je pose mon pouce sur son extrémité. Cela augmente immédiatement la pression de l'eau dans le tuyau, de sorte qu'elle sort plus vite et qu'elle est projetée plus loin. Votre corps ne fait rien d'autre ! Dès que vous êtes en situation de stress, il sait que vous avez besoin de plus d'oxygène et de nutriments dans tout le corps. Par conséquent, il provoque une vasoconstriction de vos artères, de sorte que la tension artérielle augmente. Votre corps reçoit alors plus vite tout ce dont il a besoin, et les déchets de la combustion cellulaire sont eux aussi évacués plus vite. Tout cela est une réponse tout à fait saine et intelligente du corps. Dès que la situation stressante est passée, la tension artérielle se normalise à nouveau. Mais si vous empêchez ce processus en réduisant artificiellement votre tension par la prise de bêtabloquants, votre corps devra trouver un autre moyen pour que le sang circule plus vite. Une augmentation du rythme cardiaque est alors une possibilité qui s'offre à lui.

Un hémogramme n'est rien d'autre qu'une photo d'un instant T. Saviez-vous que vous pouvez modifier un grand nombre de vos niveaux sanguins de manière significative en seulement 2 minutes grâce à un exercice très simple ? C'est ce qu'a découvert la psychologue sociale américaine Amy Cuddy[1] en collaboration avec ses collègues Dana Carney et Andy Yap. Pour y parvenir, il n'y a rien à faire d'autre que de prendre la « pose du chef ». Pour ce faire, asseyez-vous confortablement dans un fauteuil à dossier, croisez les bras derrière la nuque et posez vos pieds sur le bureau. Maintenez cette « pose du chef » durant au moins 2 minutes, idéalement pendant 5 minutes. Pendant ce temps, votre taux de testostérone aura visiblement augmenté alors que le cortisol, l'hormone du stress, aura baissé de manière significative. Votre capacité à prendre des risques augmentera elle aussi de manière significative, ce qui peut représenter un avantage déterminant, en particulier pour les patients souffrant de crises de panique.

Souvent, des astuces très simples permettent d'obtenir d'importants changements. Écouter son intuition,

---

1 Carney (Dana), Cuddy (Amy), Yap (Andy), *Power posing : Brief nonverbal displays affect neuroendocrine levels and risk tolerance*, dans « Psychological Science », n° 21, octobre 2010, p. 1363-1368.

adopter une posture physique énergique, ne pas avaler sans broncher tout ce qui a été prescrit à la va-vite et ne pas considérer la panique comme une maladie, mais comme ce qu'elle est vraiment – un acte d'amour de votre subconscient inquiet.

Peut-être vous sentirez-vous dans quelques semaines comme l'une de mes patientes, qui m'a envoyé ce merveilleux e-mail dont j'aimerais citer quelques lignes. Elle m'a écrit :

> Cher Monsieur Bernhardt,
>
> Je ne parviens toujours pas à croire à quelle vitesse j'ai pu à nouveau vivre une vie sans la moindre crise de panique, grâce à vos exercices. Entre-temps, je suis même extrêmement reconnaissante envers mes crises de panique ! Car sans elles, je n'aurais jamais réfléchi à tout ce qui ne va plus dans ma vie. Ce n'est que lorsque j'ai senti que ma situation était sans issue que j'ai trouvé le courage d'entreprendre certains changements. Avec le recul, je m'aperçois que j'aurais dû prendre ces décisions il y a déjà bien des années. Aujourd'hui, je me demande souvent pourquoi il a fallu que mon esprit m'envoie ces crises de panique pour que je commence enfin à vivre la vie dont je rêvais depuis si longtemps. Quatre mois se sont écoulés depuis notre premier rendez-vous, mais mon état général et ma vie tout entière vont déjà mieux qu'ils ne l'ont été durant les 15 dernières années. Même mes amis ont remarqué ce changement et ont du mal à croire qu'une transformation aussi positive soit possible après si peu de

séances. Je suis très curieuse de voir où me mènera ce voyage. Pour la première fois de ma vie, je n'ai plus peur des nouvelles tâches et des nouvelles rencontres qui m'attendent. Les expériences que j'ai faites à cet égard au cours des derniers mois sont tout simplement indescriptibles et me rendent plus forte de jour en jour.

Merci pour tout,

Nicole W.

J'ai été très touché en lisant ces lignes. Une vie de joie, d'autodétermination et de légèreté, juste parce que l'intuition est à nouveau considérée comme ce qu'elle est depuis l'aube de l'humanité : le meilleur et le plus sage de nos conseillers. Afin que vous puissiez, vous aussi, bientôt parler de votre nouvelle vie en ces termes, nous allons nous pencher de plus près d'une part, sur les signaux d'avertissements qui sont négligés et d'autre part, sur trois autres possibles déclencheurs de crises de panique. Car ce n'est que si vous identifiez vraiment toutes les raisons de votre trouble anxieux que vous pourrez très vite vivre à nouveau une vie sereine et heureuse.

Résumé
Pourquoi vous n'êtes pas malade, même si vous en avez l'impression

Le grand comédien et médecin Eckart von Hirschhausen raconte dans l'un de ses spectacles l'histoire d'un pingouin dans le désert. Le malheureux animal est enlisé dans le sable brûlant, souffrant terriblement de la chaleur, et ne semble pas en mesure de s'en sortir par ses propres moyens. Ses pattes sont si courtes qu'il ne pourra pas partir en marchant, et ses ailes ne lui permettent pas de voler pour trouver enfin l'eau qui le sauvera. Pauvre petit pingouin, mais comment est-il donc arrivé dans ce désert ? Il ne pourra jamais, au grand jamais, s'y sentir bien. Mais est-ce le pingouin qui a un problème ou l'environnement qui n'est pas le bon ?

Le pingouin va bien, et nous le savons tous. Il n'est pas malade, il n'est tout simplement pas dans son élément, l'eau. Ainsi, au lieu de passer des semaines à ruminer sur la façon dont il est arrivé dans ce désert ou quels médicaments pourraient l'aider, il devrait se poser une seule question : comment puis-je arriver le plus rapidement possible jusqu'à l'eau ?

Vous non plus, vous n'êtes pas malade, même si vous en avez l'impression ; vous vous trouvez juste dans le mauvais environnement. Peut-être s'agit-il d'un emploi qui ne vous convient pas, d'une relation amoureuse qui ne vous convient pas ou d'un cercle d'amis qui ne vous convient pas ? Et dès que vous aurez compris cela et que vous retournerez dans le bon environnement, vous vous sentirez bien à nouveau.

C'est pourquoi nous allons résumer ensemble ce que vous avez pu apprendre jusqu'ici sur les causes possibles des crises de panique :

– La plupart des crises de panique sont déclenchées par le fait que vous n'avez pas écouté votre intuition depuis longtemps.

– L'intuition se distingue de la raison consciente en ce qu'elle ne donne jamais d'argument. Par conséquent, si vous vous appuyez sur des arguments pour savoir si vous devez faire quelque chose ou non, vous êtes dans un mécanisme de pensée consciente et vous n'utilisez pas les mécanismes de prise de décision incroyablement précis et sages de votre subconscient.

– Une rumination et une pensée négative persistantes créent jour après jour un nouveau réseau de connexions dans votre cerveau, qui finit par provoquer le développement de troubles anxieux ou d'une dépression. À long terme, le pessimisme peut vous rendre malade.

– Les crises de panique peuvent parfois aussi avoir des causes physiques, mais des causes physiques n'entraînent presque jamais de crises de panique régulières et récurrentes. Ces dernières sont presque toujours provoquées par la « rumination ».

– Les symptômes physiques d'un trouble anxieux sont provoqués par les neurotransmetteurs. Vous n'êtes malade ni mentalement ni physiquement. Votre psyché souhaite simplement vous avertir ainsi du fait qu'il vous faut changer d'urgence quelque chose dans votre vie.

3

La fin des troubles anxieux déclenchés par des influences extérieures

De nombreux facteurs externes peuvent déclencher un trouble anxieux : certains médicaments ou certaines drogues, un environnement familial ou professionnel défavorable, mais aussi des changements dans la société ou dans le cercle des proches. Nous allons examiner tous ces éléments en détail, parce qu'il s'agit souvent de plusieurs facteurs qui s'influencent mutuellement. Plus vous saurez avec précision lesquelles de ces influences vous concernent, plus il vous sera facile de vous libérer progressivement de vos angoisses.

Il existe tout un éventail de substances qui peuvent déclencher des crises de panique. Citons par exemple les antidépresseurs qui sont prescrits en prétendant éliminer ce qu'en réalité ils déclenchent souvent eux-mêmes. On trouve également les neuroleptiques, par exemple administrés en cas de schizophrénie et qui font partie des déclencheurs possibles d'anxiété et de panique, ainsi que la thyroxine, une hormone thyroïdienne, sur laquelle je reviendrai plus en détail.

Mais les drogues déclenchent bien plus souvent des crises de panique que les médicaments. Chaque type de drogue a un effet sur notre cerveau, c'est la seule raison pour laquelle nous consommons ces substances. L'alcool est ainsi apprécié par de nombreuses personnes, soit pour son effet euphorisant et anxiolytique, soit pour l'effet anesthésiant et cotonneux qu'il provoque selon la quantité ingérée. Mais contrairement à la croyance populaire, l'alcool est rarement responsable de l'apparition de troubles anxieux, alors que certaines drogues entraînent une probabilité extrêmement élevée de développer tôt ou tard des crises de panique. C'est surtout le composant actif THC que l'on absorbe en fumant du cannabis, mais aussi l'ecstasy et la cocaïne qui jouent ce rôle majeur. Même les champignons hallucinogènes qui sont souvent appelés « champignons magiques », ainsi qu'un grand nombre de nouvelles drogues synthétiques qui inondent actuellement le marché, ont clairement pu être identifiés comme déclencheurs de troubles anxieux.

Par conséquent et comme je le disais plus haut, si votre première crise de panique a lieu dans les 48 heures qui suivent leur consommation, vous devriez immédiatement cesser de toucher à ces substances. Car votre cerveau a non seulement fait une expérience déterminée avec cette substance psychoactive, mais il l'a également sauvegardée sur le plan neuronal. Tout nouveau contact avec cette drogue activera à nouveau ces synapses et les renforcera, de sorte qu'il deviendra de plus en plus probable que cette expérience désagréable se répète.

Vous devriez faire preuve de la même prudence avec les médicaments dont vous avez le sentiment qu'ils pourraient être responsables de vos crises d'angoisse. Dans ce cas, parlez-en impérativement avec votre médecin traitant, faites-lui part de vos préoccupations et demandez-lui de voir dans quelle mesure vous pourriez renoncer à ces médicaments ou quels médicaments de remplacement seraient appropriés pour vous.

Quelle que soit la substance qui a déclenché la peur et la panique en vous, votre cerveau a déjà créé divers liens négatifs suite à la consommation de cette substance psychoactive. Mais ces réseaux de neurones ne disparaissent pas juste parce que vous ne prenez plus cette substance. C'est pourquoi, au-delà de la renonciation définitive aux substances nocives, il est également nécessaire d'effacer ces liens aussi rapidement que possible. Malheureusement, il n'est pas possible de faire cela directement, car cela ne fonctionne que par un petit détour.

Il s'agit maintenant de créer activement de nouvelles voies neurales porteuses d'informations positives grâce à une forme particulière d'entraînement mental. Dès qu'elles seront plus fortes que les anciens liens négatifs, votre cerveau préférera les nouvelles et bonnes pistes, de sorte que les anciennes et mauvaises pistes pourront se désintégrer peu à peu. J'expliquerai en détail dans le chapitre 4 comment cela fonctionne exactement sur le plan neurobiologique et quel est le rôle du renouvellement cellulaire dans ce processus.

Des alternatives aux traitements médicamenteux peuvent être la solution

Les personnes qui doivent prendre l'hormone thyroxine toute leur vie en raison d'une hypothyroïdie présentent un risque accru de développer un trouble anxieux. Heureusement, il existe des médicaments alternatifs qui réduisent ce risque. Parfois, il est suffisant de prendre, en plus de la thyroxine (également appelée T4), la seconde hormone thyroïdienne importante qu'est la triiodothyronine (également appelée T3). Par conséquent, lors de votre prochaine consultation pour la thyroïde, faites impérativement contrôler non seulement le taux de T4, mais aussi le taux de T3, car ce dernier est aussi important pour votre bien-être que le taux de T4 qui est mesuré systématiquement.

Une autre manière d'éliminer les crises de panique associées à une hypothyroïdie est de remplacer les hormones thyroïdiennes synthétiques par des hormones thyroïdiennes naturelles de porc. Pour plusieurs de mes patients, ce fut très précisément la clé du succès. Les hormones naturelles de porc présentant une palette de substances actives beaucoup plus large que les hormones de synthèse, un changement de médicament peut entraîner non seulement une réduction considérable de la sensibilité aux crises de panique, mais aussi d'autres avantages : certains de mes patients ont rapporté un meilleur sommeil, d'autres une légère perte de poids et une nette réduction des sautes d'humeur.

Malheureusement, il n'y a actuellement en Allemagne que peu de médecins spécialisés dans un tel remplacement. De plus, les médicaments doivent être importés et représentent un coût élevé. Pourtant, c'est justement pour les patients Hashimoto un moyen supplémentaire pour obtenir une meilleure qualité de vie et ne plus avoir de crises d'angoisse.

Mon épouse, Daniela, qui vit avec un diagnostic de Hashimoto depuis de nombreuses années, a lancé le site hilfe-bei-hashimoto.de pour aider les personnes concernées par ce problème. Vous y trouverez de précieuses informations sur toutes les hormones thyroïdiennes naturelles ainsi qu'une liste de médecins qui ont l'expérience d'un tel changement et qui peuvent prescrire les préparations appropriées.

Les mécanismes de protection : nausées, bouffées de chaleur et vertiges

Le corps humain est une véritable merveille. Il dispose de mécanismes de protection et d'alerte précoce extrêmement sophistiqués et veille toute la vie durant à ce que nous ne nous fassions pas de mal.

Lorsque nous mangeons des aliments qui ne nous conviennent pas ou que nous consommons des drogues que nous ne pouvons pas tolérer, il répond immédiatement par des nausées, des vertiges et des bouffées de chaleur. Nous avons des nausées et de la diarrhée, ce qui nous aide à nous débarrasser des substances nocives aussi rapidement que possible.

Cependant, bien qu'il soit assez facile d'imaginer qu'une alimentation erronée, l'abus de médicaments ou la consommation de drogues puissent provoquer très vite des réactions physiques désagréables, il est extrêmement difficile pour la plupart des gens de croire que notre psyché essaie de nous mettre en garde par l'intermédiaire de notre corps, avec des symptômes très similaires, lorsque nous restons trop longtemps figés dans un emploi, une relation ou un environnement qui ne nous conviennent pas. Pourtant, les processus biochimiques qui interviennent alors sont très similaires à ceux d'un empoisonnement. Peu importe si nous faisons du mal à notre corps par la prise de médicaments ou de drogues, ou par le rejet répété de notre intuition : plus le risque potentiel est grand, plus il est probable qu'il tente de nous détourner de ce comportement par tous les moyens disponibles.

Sur ordre des neurotransmetteurs et des hormones, nous réagissons à tous les contacts malsains, qu'ils soient physiques ou mentaux, avec des symptômes similaires : nausées, crampes d'estomac, sensation inconfortable de chaleur, vertiges, douleurs, troubles de la sensibilité et palpitations cardiaques. La seule différence est que les alertes lancées par le psychisme commencent généralement de manière plus douce et ne deviennent plus violentes que si la personne les ignore de manière répétée, tandis que les signaux d'alarme déclenchés par des substances étrangères sont généralement immédiatement perceptibles.

Les psychotropes : une malédiction plutôt qu'une bénédiction ?

Les antidépresseurs

Justement parce que les symptômes déclenchés psychologiquement sont souvent très violents, de nombreux médecins et thérapeutes croient ne pouvoir aider leurs patients à retrouver rapidement leur équilibre mental qu'avec des médicaments. Par conséquent, il n'est pas étonnant que les antidépresseurs fassent partie des médicaments les plus couramment prescrits au monde.

L'idée sous-jacente est que le cerveau des personnes qui souffrent de dépression ou d'anxiété dispose de trop peu de sérotonine et de noradrénaline. On considère en effet ces neurotransmetteurs comme chargés de veiller à ce qu'il nous soit possible de ressentir du bonheur et de la légèreté. Les antidépresseurs doivent donc faire en sorte qu'une plus grande quantité de ces médiateurs soit produite. Voilà pour ce qui est de la théorie. Mais qu'en est-il en pratique ? De nombreux patients m'ont raconté qu'on leur a donné jusqu'à 5 antidépresseurs différents lors d'un séjour à l'hôpital, car aucun n'avait produit l'effet désiré. L'un d'entre eux a décrit cela comme tâtonner dans le brouillard pour éventuellement parvenir à trouver la substance qui apportera un certain soulagement.

De telles déclarations ne sont pas vraiment surprenantes si on examine certaines études récentes sur ce sujet. À l'université de Pennsylvanie, Jay Fournier[1] a clairement démontré par l'analyse de 6 études différentes que seules les dépressions les plus sévères montrent un effet mesurable des antidépresseurs. Si l'on considère l'ensemble des patients traités avec de tels médicaments, on arrive à la conclusion que les antidépresseurs n'ont d'effets positifs que pour environ 25 % des patients, tandis qu'environ 75 % d'entre eux n'en ressentent pas, mais ont un grand nombre d'effets secondaires désagréables.

Les antidépresseurs n'interviennent pas là où le problème a surgi, c'est-à-dire dans les connexions neuronales du cerveau. Au contraire, ils se contentent de manipuler l'équilibre des neurotransmetteurs dans l'espoir que le patient ressentira un peu moins ce qui lui pèse. Ce serait comme si votre voiture avait une fuite dans le système d'eau de refroidissement. Au lieu de réparer la fuite, vous ajouteriez tous les jours de l'eau de

1 Fournier (Jay), et al., *Antidepressant Drug effects and Depression Severity : A Patient-Level Meta-Analysis*, dans « The Journal of the American Medical Association », janvier 2010, p. 47-53.

refroidissement pour éviter que le moteur ne meure. Avec le temps, la fuite deviendrait de plus en plus importante, et votre autonomie deviendrait de plus en plus faible, parce que vous seriez contraint de vous arrêter continuellement pour rajouter de l'eau.

Il est évidemment plus intelligent de réparer la fuite plutôt que de bricoler sur ses conséquences. Et il en va de même avec les troubles anxieux. Car là aussi, il est plus sage de modifier le cerveau par certains exercices structurels permettant de stopper le trouble anxieux là où il est apparu, à savoir dans les processus de pensée automatisés de votre cerveau. Les médicaments contre l'anxiété ne sont rien de plus qu'un remplissage permanent d'eau de refroidissement. Au mieux, ils retardent quelque peu les réparations nécessaires, mais ils ne résoudront jamais le problème.

Par ailleurs, le scepticisme vis-à-vis des antidépresseurs grandit depuis des années dans la communauté scientifique qui se demande si ces médicaments tiennent effectivement les promesses de l'industrie pharmaceutique. Des groupes américains bien connus ont été condamnés à des amendes de plusieurs milliards de dollars parce qu'ils avaient délibérément répandu à des fins commerciales des mensonges sur l'efficacité d'antidépresseurs et de neuroleptiques. Ces derniers sont souvent prescrits pour les troubles anxieux, même si leur utilisation dans de tels cas continue d'être particulièrement controversée.

Aux États-Unis, depuis 2005, toutes les boîtes d'antidépresseurs comportent d'ailleurs obligatoirement l'avertissement selon lequel la prise de ces médicaments augmente le risque de suicide, en particulier chez les jeunes patients. Je ne parviens pas à comprendre pourquoi des messages très graves et en gros caractères figurent en Allemagne sur les paquets de cigarettes, mais non pas sur les médicaments. Ceux qui souhaitent obtenir plus d'informations sur les véritables dangers potentiels des antidépresseurs trouveront sur notre site Internet, sous l'onglet « Lectures recommandées », quelques publications intéressantes à ce sujet.

Les tranquillisants forts (benzodiazépines)

Outre les antidépresseurs, on utilise souvent dans la lutte contre les troubles anxieux des tranquillisants au potentiel addictif élevé : les benzodiazépines. On trouve actuellement environ 20 de ces substances sur le marché ; celles que je vois le plus souvent dans mon cabinet sont le Diazépam (Valium®) et le Lorazépam (Tavor®). Ce dernier est commercialisé en Autriche, en Suisse et en France sous le nom de Temesta®. Ces produits développent rapidement leur effet anxiolytique et relaxant, généralement en 20 minutes, ce qui explique pourquoi le risque est justement élevé chez les patients anxieux d'y avoir trop vite recours.

Malheureusement, une prise régulière durant 14 jours peut déjà suffire pour induire une dépendance physique à ces substances. Si l'addiction aux benzodiazépines est installée, un arrêt brusque de la prise de ces médicaments peut provoquer de violents symptômes de sevrage. C'est pourquoi il est préférable de ne pas prendre ces médicaments, ou seulement en dernier recours. Car les benzodiazépines ne font elles aussi qu'atténuer la peur et, tout comme les antidépresseurs, elles ne résolvent pas le véritable problème. Mais si l'on considère la liste des effets secondaires possibles, je me risquerai à affirmer que les médicaments psychiatriques pour l'anxiété et la panique sont, dans la plupart des cas, une malédiction plutôt qu'une bénédiction. Et il reste un point très important que je souhaite évoquer :

> *Si vous prenez déjà des psychotropes, ne faites surtout pas l'erreur de cesser de les prendre sans consulter préalablement votre médecin.*

Votre corps s'y est probablement déjà habitué, au point qu'un arrêt soudain pourrait provoquer des réactions violentes. Par conséquent, ne réduisez que lentement la prise de ces médicaments, après accord de votre médecin et sous la surveillance de ce dernier, ce qui signifie une diminution prudente de la dose sur une période assez longue. L'idéal serait de ne commencer qu'après avoir effectué avec succès les exercices de ce livre durant quelques semaines, quand vous vous sentirez à nouveau assez fort et sûr de vous pour surmonter facilement le sevrage de ces médicaments.

La clé de la santé : la responsabilité personnelle et l'estime de soi

La clé de votre santé est en vous, parce que vous êtes seul responsable de votre vie. Ni la société, ni un médecin, ni votre famille n'ont le pouvoir de décider, en dernière instance, de ce que vous faites et de ce que vous ne faites pas.

Personne ne vous oblige à avaler des substances qui ne vous conviennent pas. Personne ne vous oblige à poursuivre une relation qui ne vous satisfait plus. Personne ne peut exiger de vous que vous continuiez à exercer une profession qui vous rend malheureux tous les jours. Personne ne peut vous enchaîner à un environnement dont vous n'obtenez pas l'amour et le respect que vous méritez. Personne ne fait cela, sauf vous !

Mais il ne s'agit pas ici de vous blâmer pour la situation que vous vivez. Bien au contraire, j'aimerais vous montrer un chemin pour sortir de la peur et de l'insécurité, afin que vos épreuves s'achèvent une fois pour toutes. Mais vous ne pourrez effectuer ce pas vers l'extérieur, vers une vie libre et légère, que lorsque vous serez prêt à reprendre l'entière responsabilité de votre propre vie.

En outre, il est nécessaire de laisser derrière soi la peur du changement, car c'est précisément cette crainte qui fait que beaucoup de gens restent enlisés dans des circonstances de vie qui leur sont en réalité devenues insupportables. Rien ne les oblige à supporter cela. Plus loin dans ce livre, vous apprendrez des stratégies grâce auxquelles le changement devient non seulement facile, mais même franchement amusant. L'une de ces stratégies est de déceler les fausses croyances, c'est-à-dire d'identifier les mensonges que nous nous racontons chaque jour à nous-mêmes. Dans ce contexte, j'aimerais vous raconter une petite histoire.

J'ai eu une patiente originaire du nord de l'Allemagne – appelons-la Doris. Doris travaillait depuis de nombreuses années dans une grande entreprise de gestion immobilière. Au début, elle assumait avec une collègue la gestion d'environ 320 appartements. Après que sa collègue a quitté l'entreprise pour un congé de maternité, Doris dut assumer ce travail toute seule, sans que son salaire ait été ajusté en conséquence. Durant les 9 années où elle travailla pour cette entreprise, le nombre de logements passa à plus de 500, et elle continua de traiter toute seule la totalité des sujets concernant les locataires. Son chef refusa d'embaucher une personne supplémentaire, arguant que Doris avait réussi jusque-là à assumer ce travail toute seule. Il faisait délibérément abstraction du fait qu'il était devenu tout à fait normal de la voir emporter chez elle des documents pour le week-end, car c'était la seule manière d'être en mesure d'effectuer son travail. Son mariage souffrait de plus en plus de cette situation, et sa relation avec sa fille adulte, tout comme avec les quelques amis qu'il lui restait, continua de se détériorer, parce que, durant le peu de temps libre qui lui restait, elle n'avait plus assez de force pour entretenir ses relations sociales.

Lorsque Doris commença à avoir des crises de panique, apparemment sans raison, elle se rendit compte qu'il lui fallait changer quelque chose, et c'est ainsi qu'elle arriva dans mon cabinet de Berlin. Après qu'elle m'a décrit son cas en détail, je lui ai demandé pourquoi, confrontée à de telles circonstances, elle n'avait pas cherché un autre emploi depuis longtemps.

Elle me répondit avec la rapidité d'une flèche : « Ce n'est pas si facile, j'ai 49 ans et à cet âge, on ne trouve pas vite un nouvel emploi. Et puis, je suis bien payée. Avec ma formation, je ne trouverais pas facilement un salaire équivalent. De plus, il y a tellement de personnes plus jeunes que moi qui elles aussi cherchent d'urgence un travail et qui sont prêtes à travailler pour bien moins que moi. »

Je demandai alors à Doris comment elle pouvait en être si sûre et si elle avait déjà postulé ailleurs. Bien sûr, elle ne l'avait pas fait, parce qu'elle était tragiquement convaincue que les arguments qu'elle venait d'avancer étaient exacts. Je lui demandai alors de se mettre mentalement dans la peau d'un nouvel employeur potentiel, par exemple d'un autre administrateur de biens. Qui préférerait-il embaucher ? Une personne de 49 ans avec beaucoup d'expérience professionnelle qui a réussi à gérer seule pendant 9 ans plus de 500 appartements ? Qui, grâce à toutes ces années passées à gérer les relations avec les locataires ainsi que les problèmes de logement les plus divers, a su développer l'assurance et la confiance nécessaires pour assumer seule une telle tâche ?

Ou préférerait-il une personne plus jeune et qui n'aurait pas l'expérience professionnelle suffisante ?

Une jeune femme de 28 ans qui tenterait de s'imposer contre un locataire irascible qui aurait l'âge de son père ? Qui aurait encore le désir inassouvi d'avoir un enfant et pourrait s'absenter du jour au lendemain à cause de cela ? Peu à peu, Doris réalisa que ses handicaps supposés étaient en réalité d'énormes avantages sur le marché du travail. Durant cette même semaine, elle adressa 2 candidatures spontanées à d'autres gestionnaires immobiliers et tous deux voulurent aussitôt l'embaucher. Comme elle était encore en poste, elle put négocier tranquillement ses prétentions salariales avec les deux, et trois mois plus tard, elle changea d'emploi. Aussitôt, ses crises de panique disparurent. À partir de ce moment-là, elle ne fut plus responsable que de 180 appartements au lieu de 500, son salaire avait augmenté de 450 €, elle disposait à nouveau librement de ses week-ends, et même son trajet quotidien était raccourci d'environ 15 minutes. Un résultat formidable, et ce juste parce que Doris avait été prête à vérifier sérieusement la véracité de ses propres pensées qui, jusque-là, l'avaient freinée. Quel dommage qu'elle ait perdu tant de mois pour ne pas avoir pris plus tôt sa décision de changer.

J'entends presque tous les jours dans mon cabinet des histoires comme celle-ci. Les gens se persuadent eux-mêmes de certaines choses sans se demander si cette première impulsion correspond à la réalité. Des études à cet égard ont montré que nous nous mentons à nous-mêmes jusqu'à 70 fois chaque jour avec des idées fausses que nous acceptons telles qu'elles nous viennent à l'esprit.

Mais malheureusement, chacune de ces pensées affecte notre vie et notre bien-être.

Pour les personnes qui se sont entraînées depuis l'enfance à cette manière de penser, parce qu'elles répétaient exactement le comportement observé dans leur famille, il peut être utile d'apprendre un programme inverse et de s'y entraîner. L'auteure américaine de best-sellers Katie Byron décrit très bien ce type de reprogrammation dans son livre *Aimer ce qui est – Quatre questions qui peuvent tout changer dans votre vie*[1] ; c'est pourquoi je le recommande souvent à mes patients. Avec les techniques de questionnement qu'il contient et un peu de pratique, il est possible de démasquer tous les petits et grands mensonges avec lesquels vous vous compliquez inutilement votre vie chaque jour. De plus, vous découvrirez de plus en plus de possibilités au fil du temps et vous les utiliserez. Ainsi, vous redeviendrez un artisan actif et confiant de votre propre destin, et votre cerveau ne créera bientôt plus d'automatisation pour des peurs et des paniques inutiles.

Voilà pour ce qui concerne la responsabilité personnelle. Mais qu'en est-il de l'estime de soi ? Quelles raisons peut-on avoir de fuir encore et encore la réalité avec des drogues ? Pourquoi des millions de personnes tentent-elles jour après jour de « se remettre sur les rails » avec des médicaments, juste pour être capables de continuer

1 Katie (Byron), *Aimer ce qui est : quatre questions qui peuvent tout changer dans votre vie*, éditions Synchron, 2016, Paris.

à « fonctionner » ? Pourquoi tant de personnes noient-elles leurs frustrations dans l'alcool, nuit après nuit ? Pourquoi tant de personnes s'anesthésient-elles avec des biens de consommation, alors qu'elles devraient savoir depuis longtemps qu'aucun des objets qui les entourent ne les empêcheront pas de se sentir si souvent seules et vides ?

Comment est-il possible de développer une estime de soi aussi faible ?

Et qu'ont fait de différent les personnes qui ont déjà une saine estime d'elles-mêmes ? Les influences de la petite enfance y sont certainement pour quelque chose. Mais elles ne sont pas aussi fortes qu'on l'a cru autrefois. Un certain nombre d'études récentes ont prouvé que nous avons énormément d'influence sur notre comportement et donc sur notre estime de nous-mêmes, et ce jusqu'à un âge très avancé.

> *Tout commence par l'honnêteté envers nous-mêmes.*

Sommes-nous vraiment encore heureux avec la vie que nous nous sommes construite au fil des années ? Ou avons-nous largement dépassé le moment où la page s'est tournée ? Est-ce que nous continuons depuis des années à nous accrocher à un rêve qui s'est avéré depuis longtemps un cauchemar sans que nous voulions l'admettre ? Peut-être que notre ancien job de rêve est devenu entre-temps tout sauf un rêve ? Devons-nous continuer à retourner dans cet enfer jour après jour, juste parce que le trajet est agréablement court ou parce que, à l'époque, nous nous étions tellement battus pour obtenir ce poste ? Peut-être s'agit-il du partenaire dont nous rêvions jadis, mais que nous n'aimons plus depuis longtemps et avec lequel nous restons juste à cause des enfants ? Pourtant, toute personne qui a des enfants sait fort bien qu'ils reproduiront notre comportement, que cela nous plaise ou non. Qu'enseignons-nous à nos enfants si nous entretenons une relation dans laquelle nous ne sommes pas heureux ?

« Cher enfant, lorsque, à ton tour, tu auras des enfants, il faudra malheureusement que tu restes avec ton partenaire, peu importe que tu sois heureux ou non avec lui. Ce n'est que lorsque tous tes enfants auront quitté la maison et terminé leurs études que tu auras à nouveau le droit de vivre ta propre vie ! »

Est-ce que c'est cela que vous voulez conseiller à vos enfants ? Non ? Alors, pourquoi vous le recommandez-vous à vous-même et pourquoi vivez-vous ainsi devant vos enfants ? Voulez-vous vraiment que vos enfants souffrent plus tard comme vous ?

Peut-être que rien de tout cela ne vous concerne. Alors, c'est probablement votre environnement, par exemple une maison qu'il a absolument fallu acheter tandis que l'ambiance dans la famille ne cessait de se détériorer, ou votre cercle d'amis avec lequel vous ne partagez plus les mêmes intérêts.

J'ai effectivement constaté, pour plus de 70 % des patients venus jusqu'ici dans mon cabinet, que les causes des troubles anxieux proviennent de l'un de ces trois domaines : la relation de couple, le travail ou l'environnement personnel. Dans 7 cas sur 10, il est donc intéressant d'analyser honnêtement les fruits que la vie de cette personne a produits pour savoir si un changement qui aurait dû être entrepris depuis longtemps pourrait être la solution du problème. Dans le chapitre 4, j'expliquerai étape par étape comment trouver la force d'effectuer les changements nécessaires, et tout ce qu'on peut faire pour ne pas répéter les mêmes erreurs à l'avenir. Ne vous inquiétez pas, personne ne vous demande de sauter brusquement dans l'eau froide. Le chemin vers la santé est doux et se compose de nombreux petits pas faciles à effectuer. Tout commence par faire une chose de façon différente. Vous souvenez-vous de la citation d'Einstein que j'ai présentée au début de ce livre ?

> *La folie est de toujours se comporter de la même manière tout en souhaitant obtenir un résultat différent.*

Le célèbre entrepreneur américain Henry Ford résume encore mieux ce concept :

> *« Love it, leave it or change it. »*

Il y a donc toujours 3 options : aimer la situation, l'abandonner ou y changer quelque chose. Commencez tout d'abord par vous considérer à nouveau comme un être fondamentalement précieux. Car ce n'est que lorsque vous irez à nouveau bien et que vous pourrez vous aimer vous-même que vous pourrez aussi être une source de force pour votre famille et pour vos amis. Ce n'est que lorsque vous êtes bien dans votre peau que vous pouvez être une précieuse force de travail et une source d'inspiration pour votre entreprise.

Découvrez ce dont vous avez vraiment besoin pour être heureux à nouveau. Il ne s'agit pas de ce que les autres attendent de vous, mais seulement de ce que vous aimeriez. N'hésitez pas à appeler cela un égoïsme sain, et n'oubliez pas que seule une batterie pleine peut donner de l'énergie. Une batterie morte n'est utile à personne.

Le plaisir et la détente au lieu des excitants et des anesthésiants

L'idéal est que vous notiez dès aujourd'hui une liste de choses que vous aimez faire. Faire de la randonnée, de la natation, de la peinture, lire, partager des déjeuners avec des amis, danser, écouter ou jouer de la musique, peu importe de quoi il s'agit, si vous aimez le faire, notez-le. Tout ce qui figure sur cette liste vous sera potentiellement utile pour recharger vos réserves d'énergie. Peut-être vous direz-vous : c'est bien gentil, mais comment vais-je trouver le temps pour cela ? J'en ai à peine assez pour parvenir à faire face à mes obligations.

Penser ainsi équivaudrait à avancer dans un tunnel obscur avec une lampe de poche dont la pile est très faible, tout en vous persuadant constamment que vous n'avez pas le temps de chercher des batteries pleines. Plus tard, lorsque vous vous retrouverez dans l'obscurité la plus totale et tenterez d'avancer à tâtons en vous collant au mur, vous comprendrez douloureusement que vous aviez mal défini vos priorités. Si vous aviez pris le temps nécessaire et que vous aviez assuré à temps l'approvisionnement énergétique qu'il vous fallait, vous auriez progressé deux fois plus vite dans le tunnel. Car une lampe de poche avec des piles totalement chargées éclaire bien mieux le chemin et vous permet d'avancer de manière bien plus rapide et plus détendue.

Peut-être vous sentez-vous actuellement comme un bon nombre de mes patients : ce qui pourrait vraiment vous faire plaisir ne vous vient pas spontanément à l'esprit. Mais si je vous demande ce que vous n'avez **absolument plus** envie de faire, votre tête se met aussitôt à vous fournir des informations. C'est tout à fait normal dans votre situation et il n'y a pas de quoi vous inquiéter. Votre cerveau est tout simplement bien mieux entraîné à identifier ce que vous ne voulez **pas** plutôt que ce qui vous fait du bien. Imaginez-vous un jeune homme qui n'entraîne des années durant que son bras gauche avec des haltères, et qui n'utilise pas son bras droit, alors que celui-ci est lui aussi en parfaite santé. Tandis qu'un bras devient de plus en plus musclé, l'autre devient de plus en plus atone et faible. À un certain moment, le bras gauche parvient à soulever facilement 50 kilos, tandis que le droit éprouve du mal à n'en soulever que 5. Selon vous, que devrait faire ce jeune homme pour éliminer rapidement ce déséquilibre ? C'est juste : il devrait bien entraîner le bras droit et laisser le gauche au repos autant que possible. Tout comme il est impossible de faire disparaître des muscles par l'entraînement, il est impossible de résoudre un problème en tournant constamment en rond autour de lui. En revanche, vous pouvez travailler là où il y a un déficit : c'est-à-dire là où il manque du muscle ou des connexions neuronales.

Si ce jeune homme disait soudain : « Mais je ne peux pas entraîner le bras droit parce qu'il est bien trop faible. Ne pourrais-je pas travailler le gauche ? Ce serait bien plus facile ainsi ! » Vous lui répondriez probablement et à juste titre : « C'est précisément pour cette raison que tu dois entraîner ton bras droit. Fais un effort constant et tu verras que tu pourras rapidement augmenter le poids soulevé ! »

Et c'est justement ce conseil que j'aimerais vous donner : faites un effort constant et entraînez votre cerveau durant quelques semaines pour en faire un organe capable de ressentir à nouveau du bonheur, de la légèreté et de la joie. Bien sûr, au début, c'est plus difficile que de s'anesthésier avec de l'alcool ou des médicaments, mais cela en vaut la peine. Pour la plupart de mes patients, une séance quotidienne d'entraînement mental de 20 minutes est suffisante pour développer en 6 semaines une toute nouvelle façon de voir la vie. Ainsi fortifié, vous serez à nouveau en mesure d'identifier les influences extérieures qui ont été responsables chez vous de l'apparition d'un trouble anxieux, et vous réussirez à vous en libérer peu à peu.

Résumé
Éliminer rapidement les crises de panique déclenchées par des facteurs externes

• Il existe toute une série de drogues qui peuvent déclencher des crises de panique. Si vous réagissez à une substance par une crise de panique, évitez désormais coûte que coûte cette substance.

• Certains médicaments sont connus pour provoquer des crises de panique, mais il existe presque toujours des solutions thérapeutiques alternatives. Parlez-en avec votre médecin ou, le cas échéant, cherchez un nouveau médecin qui connaisse bien ce problème.

• Si vous prenez déjà des médicaments psychotropes, ne cessez EN AUCUN CAS tout seul de les prendre, mais diminuez progressivement les doses sous surveillance médicale.

• Vous êtes seul responsable de votre vie. Et la vie est trop courte pour accepter une mauvaise relation, un mauvais travail ou un environnement dans lequel vous ne recevez pas la reconnaissance et l'amour que vous méritez. Apprenez à vivre votre vie selon la maxime suivante : *Love it, leave it or change it.* « Aime cette situation, abandonne-la ou changes-y quelque chose. »

• Seule une pile totalement chargée peut donner de l'énergie. Un égoïsme sain est donc la condition *sine qua non* pour être capable d'apporter sa contribution comme partenaire de vie, parent et salarié.

- Il ne s'agit pas de vous débarrasser de la peur, mais plutôt de vous entourer de tâches et de gens qui vous font du bien. Une fois que vous aurez fait cela, votre peur disparaîtra aussi vite qu'elle était apparue.

4

Inverser les automatismes cérébraux mal dirigés

Les troubles anxieux sont presque toujours dus à un automatisme cérébral mal dirigé, car la peur est manifestement un comportement acquis.

Heureusement, grâce aux recherches contemporaines sur le cerveau, on dispose aujourd'hui de nombreuses connaissances sur la manière dont ces schémas comportementaux sont stockés dans le cerveau. Grâce à elles, un contre-programme a pu être développé ces dernières années avec lequel il est possible « de désapprendre » en quelques semaines un comportement acquis dont nous ne voulons plus. Même si vous avez du mal à imaginer cela dans votre situation actuelle parce que vous avez probablement déjà suivi diverses thérapies, il existe un moyen de vous aider. À l'aide de l'entraînement mental spécifique décrit en détail dans ce chapitre ainsi que des techniques pour stopper la peur qui vous seront présentées au chapitre 5, il est possible de surmonter totalement la plupart des troubles anxieux en seulement 6 à 12 semaines.

La peur est un comportement acquis

Imaginez un enfant d'un an assis au milieu d'une pièce en train de jouer avec des blocs de construction. Sa mère est assise à l'entrée et l'observe, détendue. Soudain, un grand chien inconnu entre dans la pièce et s'approche de l'enfant. La première chose que fait l'enfant lorsqu'il aperçoit le chien est de chercher le contact visuel avec sa mère. Ce n'est pas la situation elle-même, mais le comportement de sa mère qui décidera si l'enfant aura peur ou s'il s'approchera de l'animal avec curiosité. Si l'enfant lit de la peur sur le visage de sa mère, il retirera aussitôt sa main et se mettra très vite à pleurer. Mais s'il voit sa mère détendue et souriante, cela signifiera pour lui que le chien ne représente aucun danger et qu'il pourra facilement le toucher et le découvrir.

Les responsables de ce processus sont les neurones miroirs dont dispose chaque être humain. Ils font en sorte que, dès notre plus jeune âge, nous reflétions le comportement de nos personnes de référence et que nous apprenions ainsi intuitivement ce qui est bon ou mauvais pour nous. C'est, par exemple, aussi la raison pour laquelle les enfants qui grandissent dans un foyer où on joue beaucoup et souvent avec des chiens développent très rarement une phobie des chiens.

Nous, les humains, nous n'avons fondamentalement que deux peurs primitives génétiquement inscrites en nous dès le berceau. C'est d'une part la peur des hauteurs et, d'autre part, la peur des bruits très forts. Toutes les autres peurs sont un comportement acquis au fil des années, sachant que beaucoup d'entre elles l'ont été au cours des 6 premières années de la vie.

« Acquis » signifie sur le plan neuronal que nous avons créé un nombre suffisant de synapses pour que ce comportement puisse se dérouler automatiquement. Une crainte prononcée du changement est donc fréquente chez les personnes dont les parents ont des comportements similaires. Des parents qui ont fui tout changement au point d'avoir peut-être exercé durant des décennies une profession qui ne les a pas rendus heureux, ou qui sont visiblement restés ensemble juste pour les enfants alors que leur couple n'était rien de plus qu'une communauté d'intérêts sans amour. Ces enfants ont eu, dès un âge précoce, la possibilité d'apprendre certains modèles de comportement par leurs neurones miroirs et d'en faire une sauvegarde neuronale après l'autre.

Mais on peut aussi « désapprendre » quelque chose qu'on a appris. Personne ne peut vous forcer à continuer de copier un comportement qui ne vous permet pas de mener la vie que vous souhaitez. Et heureusement, grâce aux recherches modernes sur le cerveau, il existe aujourd'hui un certain nombre de techniques qui peuvent vous aider dans ce processus. Cependant, ces techniques sont encore bien trop peu utilisées. C'est la raison pour laquelle de nombreux patients anxieux, mais aussi de nombreux thérapeutes, sont encore faussement convaincus qu'il est difficile de se débarrasser de l'anxiété et de la panique.

Pourquoi les thérapies standards font souvent plus de mal que de bien

Une grande partie de ce que nous croyions savoir sur le cerveau dans les années 1970, 1980 et 1990 est tout simplement fausse et a été réfutée scientifiquement. Malheureusement, la plupart des traitements aujourd'hui encore considérés comme standard ont été développés à cette époque, voire beaucoup plus tôt. Il n'est donc pas étonnant que beaucoup de personnes traitées ainsi pendant des années souffrent encore aujourd'hui de crises de panique.

Jusqu'au milieu des années 1990, on pensait très sérieusement que le cerveau d'un humain ne change plus beaucoup à l'âge adulte. Mais grâce au professeur Eric Kandel et à d'autres grands scientifiques, nous savons aujourd'hui que c'est exactement le contraire. Notre cerveau est en constante évolution, et il s'adapte jour après jour à la manière dont il est utilisé. Par exemple, une étude[1] réalisée parmi des chauffeurs de taxi à Londres a montré que chez eux, la zone du cerveau responsable de l'orientation géographique est beaucoup plus étendue que chez quelqu'un qui travaille par exemple dans un bureau.

Cette capacité du cerveau est appelée neuroplasticité. Presque tous les traitements de troubles anxieux actuellement pris en charge en Allemagne par les caisses de santé ont toutefois été développés à une époque où on ignorait que le cerveau dispose d'une telle flexibilité. La plupart de ces méthodes ont entre 30 et 60 ans, dans le cas de la psychanalyse, elles ont même plus de 120 ans. La plupart des approches thérapeutiques classiques sont donc fondées sur l'idée que le cerveau est plus ou moins « terminé » lorsque nous sommes devenus adultes et qu'il ne peut plus vraiment changer après un certain âge.

Mais alors, quel succès peut-on encore espérer des méthodes de traitement standard utilisées dans le passé ? Ce serait un peu comme si un constructeur de bateaux qui n'a connu jusque-là l'eau que sous forme de surface gelée allait développer divers types de bateaux. Comment ses bateaux pourront-ils flotter quand viendra l'été et que la glace fondra ?

1 Woollett (Katherine), Maguire (Eleanore), *Acquiring « the Knowledge » of London's Layout Drives Structural Brain Changes*, dans « Current Biology », vol. 21, n° 24, décembre 2010, p. 2109-2114.

Tout comme certaines zones du cerveau des chauffeurs de taxi deviennent visiblement plus étendues, votre cerveau réagit lui aussi jour après jour à la manière dont il est utilisé. Est-ce que cela fait des années que vous vous faites des soucis ou est-ce que vous avez tendance à davantage critiquer qu'à féliciter ? Avez-vous été élevé dans le pessimisme à partir d'un âge précoce ? Dans ce cas, votre cerveau sera bien plus efficace dans la recherche de problèmes que dans la recherche de solutions. Il sera bien plus rapide pour trouver des raisons pour lesquelles un rêve ne pourra pas être réalisé que pour développer une idée de la façon dont il serait possible de le réaliser. Il n'y a pas plus de problèmes que de solutions, mais le fait est que votre cerveau est bien mieux entraîné à voir un côté des choses et à occulter l'autre.

Un cerveau qui a été entraîné suffisamment longtemps à la peur développera tôt ou tard et presque inévitablement un trouble anxieux ou une dépression. Mais s'il est possible d'entraîner le cerveau à la peur et à la panique, alors il doit être tout aussi possible de le modifier dans le sens de la légèreté et du bonheur. Et en effet, il existe maintenant des techniques qui permettent d'effectuer une « reprogrammation » en quelques semaines. Voici une maxime bien connue des chercheurs en neurosciences : *Neurons that fire together, wire together*. Cela signifie : « Les neurones qui émettent des signaux ensemble se connectent, et ce via les synapses. »

Grâce à un entraînement mental développé récemment que vous découvrirez en détail un peu plus loin, il est possible aujourd'hui de faire émettre simultanément des informations positives par une quantité particulièrement importante de vos synapses, ce qui a pour conséquence de les connecter entre elles et de créer dans votre tête une nouvelle autoroute de données.

Plus ce nouveau réseau dans votre cerveau deviendra fort, plus la fréquence à laquelle des pensées positives passeront automatiquement dans votre tête augmentera, tandis que celles liées à la peur diminueront progressivement. Lorsque vous aurez réussi durant 3 semaines à plus penser de manière positive et à moins vous ronger les sangs, votre corps commencera à contribuer activement à surmonter vos peurs. Parce que désormais, les lois du renouvellement cellulaire ne fonctionneront plus contre vous, mais pour vous. Un autre dicton très populaire parmi les chercheurs en neurosciences est le suivant : *Use it or lose it !* En d'autres termes : « Utilisez-le ou perdez-le ! » Tout comme les cellules musculaires non utilisées régulièrement se dégradent forcément, les muscles se développent et deviennent plus forts dès que vous les entraînez. Dans le cerveau, les connexions synaptiques dans lesquelles l'anxiété est sauvegardée diminuent dès qu'elles ne sont plus utilisées pendant un certain temps, tandis que la fixation permanente sur un sujet a pour conséquence neuronale que l'anxiété se généralise et s'étend de plus en plus.

Peut-être avez-vous déjà deviné pourquoi tant de thérapies standards ont besoin d'un délai inutilement long pour aider les patients anxieux à retrouver une vie plus légère et plus sûre. D'une part, la thérapie de groupe, la confrontation et le fait de parler régulièrement de ces peurs ne cessent de renforcer sur le plan neuronal ce qui en réalité devrait être démantelé. D'autre part, les techniques de relaxation utilisées telles que le Qi Gong, la relaxation musculaire progressive et le training autogène parviennent « seulement » à apporter un peu de réconfort. Mais elles ne changent quasiment rien aux fondements neuronaux de votre peur. Et malheureusement, les techniques de respiration si couramment utilisées n'ont pas le potentiel nécessaire pour inverser rapidement les automatismes cérébraux défavorables. Car la peur ne peut être désactivée durablement que là où elle est apparue, dans les structures neuronales de votre cerveau.

Après toutes ces critiques, je souhaite aussi mentionner quelques exceptions louables. Dans la thérapie cognitivo-comportementale tout comme dans la thérapie d'engagement d'acceptation, dans la thérapie brève axée sur la solution et dans l'hypnothérapie, il existe beaucoup de bonnes techniques que j'utilise même dans mon travail clinique quotidien. Cependant, je n'en utilise de manière sélective que les éléments qui stimulent de façon nettement positive la neuroplasticité du cerveau. Et c'est justement là que réside la différence fondamentale entre mon travail et celui de nombreux collègues. La plupart d'entre eux font un excellent travail, mais ils empêchent une grande partie de la guérison en utilisant des méthodes supplémentaires qui, à partir d'un certain degré du trouble anxieux, créent dans le cerveau un réseau à dominance négative. Un exemple est ce qu'on appelle la thérapie de confrontation.

La thérapie de confrontation

Dans la thérapie de confrontation, également appelée thérapie par exposition, de nombreuses connexions neuronales se produisent dans votre cerveau, mais malheureusement, elles se font la plupart du temps dans la mauvaise direction. Comment cela est-il possible ? Durant une telle confrontation, un thérapeute vous conduit et vous accompagne dans une situation qui vous fait particulièrement peur. Cette démarche est destinée à vous montrer que votre crainte est infondée, car après tout, vous avez survécu à cette situation. L'idée est que plus vous passerez par cette épreuve, plus votre anxiété en sera « émoussée ».

Mais cela ne fonctionne que dans une mesure très limitée et seulement dans les toutes premières étapes d'un trouble anxieux. Dans 8 cas sur 10 en revanche, la peur est aggravée par l'exposition. Parce que, si d'un côté vous apprenez sur le plan intellectuel que la situation anxiogène ne vous tuera pas, vous passez d'un autre côté plusieurs heures dominées par la peur et par des pensées de fuite.

Car, étant donné que chaque pensée crée des liens neuronaux dans le cerveau et que ces connexions deviennent d'autant plus puissantes lorsque les émotions qui génèrent ces pensées sont plus fortes, chaque confrontation provoque, outre une centaine de synapses positives, des milliers de connexions neuronales négatives.

Ainsi, il est beaucoup plus sage de commencer par créer de nouveaux réseaux dans votre cerveau dans un environnement sûr, puis d'expérimenter, de manière tout à fait détendue, que vous pouvez tout faire comme par le passé, sans que surgisse la peur. J'expliquerai en détail comment cela fonctionne au chapitre intitulé « Les deux niveaux d'une thérapie de l'anxiété couronnée de succès », p. 100.

La psychanalyse

Les effets négatifs que la psychanalyse peut avoir sur les patients anxieux sont encore plus drastiques, parce que toutes les recherches dans l'enfance n'ont qu'un seul but, identifier le traumatisme de la petite enfance qui serait responsable de l'un ou l'autre problème psychologique développé à l'âge adulte.

Il ne fait aucun doute que notre développement durant la petite enfance a une influence sur la formation de notre caractère et, par conséquent, sur le reste de notre vie. Mais cette influence n'est pas aussi importante qu'on l'a longtemps supposé, et de loin. Car notre patrimoine génétique, notre environnement social ultérieur ainsi que notre développement prénatal, c'est-à-dire tout ce que nous avons déjà perçu dans le ventre de notre mère, sont des facteurs tout aussi importants.

Aujourd'hui, nous savons qu'au moins 2 de ces 4 facteurs doivent se développer de manière extrêmement défavorable pour avoir des conséquences mesurables sur notre vie future. Et l'intensité de ces conséquences dépend en grande partie de l'intensité des autres facteurs favorables ou défavorables. Par exemple, un bon cercle d'amis ou une tante bienveillante peuvent compenser une grande partie des dommages qui ont pu être provoqués par de mauvais gènes ou par des parents ignorants.

Même sans aucune connaissance en médecine ou en psychologie, le simple bon sens suffit à comprendre que la stratégie de la psychanalyse consistant à mettre exclusivement l'accent sur les événements traumatiques de l'enfance doit être une erreur. Car si les expériences négatives de la petite enfance avaient effectivement pour conséquence que nous développions plus tard divers troubles psychologiques, tous ceux qui étaient enfants pendant la Première ou la Seconde Guerre mondiale devraient être des personnes gravement perturbées. En effet, il n'existe guère de traumatisme plus grave que de devoir supporter, des années durant, des meurtres, des viols, des bombardements, des expulsions et la famine. Bizarrement, ces deux générations étaient en réalité extrêmement robustes sur le plan physique et mental. Il semblerait au contraire que certaines difficultés vécues dans l'enfance favoriseraient le processus de mûrissement de l'esprit humain. Si vous explorez le marché du livre et que vous consultez les autobiographies de personnalités vraiment remarquables, vous constaterez que presque aucune d'elles n'a eu une enfance insouciante. Toutefois, ne prenez surtout pas cela comme une incitation à rendre la vie de vos enfants inutilement difficile. Croyez-moi, le système scolaire et la société actuels leur apportent déjà suffisamment de points de friction.

Si nous avons vécu de mauvaises expériences durant l'enfance et que notre psyché est d'avis qu'il est préférable pour nous d'oublier ces dernières, nous devrions en rester là. À ce stade, j'aimerais citer à nouveau le comédien et médecin Eckart von Hirschhausen, qui a si bien résumé ce sujet dans un de ses spectacles : « Peut-être en effet que votre enfance a été merdique. Mais quel est l'intérêt de poser une casserole de merde pendant 2 ans sur nos genoux et de la remuer sans cesse ? Ça ne se transformera pas en or, ça restera de la merde. »

L'une des principales tâches de notre subconscient est de nous protéger. Il fonctionne comme un scanner antivirus informatique. Il vérifie en permanence toutes les informations entrantes afin de déterminer si elles nous sont utiles ou si elles pourraient nous causer des dommages. Dès que le programme détecte un virus qu'il ne parvient pas à supprimer, il le met en quarantaine. Le virus reste alors sur l'ordinateur, mais il ne fait plus de dégâts puisqu'il n'y a pas d'accès direct. La seule erreur que nous pourrions encore faire serait de sortir le virus de sa quarantaine afin de pouvoir l'observer en détail. Et c'est exactement ce que fait la psychanalyse. Il y a donc une bonne raison pour laquelle nous ne pouvons ou ne voulons souvent plus nous souvenir de certains détails de notre enfance. Sans cela, notre subconscient extrêmement puissant aurait déjà remis ces informations à notre disposition depuis longtemps.

À mon avis, les psychanalyses parviennent toutes à la même conclusion : « C'est de la faute de vos parents ! »

Mais est-ce que cette conclusion vous aide vraiment à avancer ? Peut-être que maintenant, vous êtes en colère contre vos parents parce qu'ils ont ruiné votre vie. Mais alors, nous devrions persister dans la logique de la psychanalyse, de sorte que vos parents auraient la meilleure excuse du monde. En effet, ils n'y sont pour rien, car les coupables sont vos grands-parents. De cette manière, la responsabilité de la vie d'une personne est toujours repoussée en arrière d'une génération, jusqu'à ce que nous arrivions au premier homme. Malheureusement, cela ne vous sera d'aucun secours pour résoudre votre problème.

Comprenons-nous bien, je ne souhaite en aucun cas dévaloriser les réalisations des générations précédentes de thérapeutes. Il y a 125 ans, Sigmund Freud a effectué un travail remarquable avec ses réflexions sur la psyché humaine, créant ainsi la psychanalyse. De nombreuses nouvelles approches ont pu être développées et testées à partir de cette base. Et il est certainement passionnant de comprendre le type de relation qu'on a avec ses parents, comment des schémas comportementaux appris durant la petite enfance continuent d'avoir une influence sur notre vie à l'âge adulte. Néanmoins, les techniques de la psychanalyse ont pris quelques rides, d'autant plus qu'elles n'ont pas particulièrement évolué au fil du temps. Et tout comme vous n'iriez probablement pas aujourd'hui chez un dentiste qui travaille avec des appareils vieux de 125 ans, vous ne devriez pas vous contenter d'une forme obsolète de thérapie pour vous libérer de votre trouble anxieux.

La thérapie de groupe

De mon point de vue, la thérapie de groupe n'est pas en soi une mauvaise chose. Dans les troubles addictifs, c'est un bon moyen pour aider les gens à surmonter leur dépendance et à ne pas rechuter. En revanche, je considère que la thérapie de groupe – tout du moins sous la forme sous laquelle elle est encore majoritairement proposée – est une erreur absolue et même un danger pour les patients anxieux. Non seulement des centaines de patients m'ont raconté que cette forme de thérapie n'a fait qu'empirer leur situation, mais en outre, elle fait bien plus de dégâts que de bien sur le plan neurophysiologique lorsqu'il s'agit de traiter des troubles anxieux.

Pourquoi cela ? Notre cerveau sauvegarde tout ce que nous percevons et pensons sous forme de connexions synaptiques. Alors, que se passe-t-il lorsque vous vous asseyez des heures durant en cercle avec d'autres personnes pour écouter à quel point ces dernières souffrent, elles aussi, de diverses peurs, et que vous leur racontez ensuite votre propre histoire liée à la peur ? Pendant ce temps, des milliers de connexions neuronales se créent dans votre cerveau et l'information qu'elles stockeront en priorité sera la peur ! Vous écouterez encore et encore depuis combien de temps les autres sont déjà aux prises avec la peur, à quel point il serait difficile de dominer un trouble anxieux et à quel point les familles et les carrières en ont déjà souffert. La seule chose que vous apprendrez vraiment dans une telle session de groupe est que vous n'êtes pas le seul dans ce cas, parce que, comme je le mentionnais au début de ce livre, plus de 14 millions de personnes souffrent actuellement d'un trouble anxieux dans l'espace germanophone. Et plus de 2 millions de patients souffrant de troubles anxieux sont confrontés à des crises récurrentes de panique.

À partir du moment où je comprends comment le cerveau humain fonctionne, la thérapie de groupe n'a tout simplement plus aucun sens pour un trouble anxieux. Ce n'est pas comme si une, deux ou trois personnes assises à vos côtés vous disaient : « Courage, pour moi, ce fut très facile de me débarrasser de la peur. Cette technique m'a permis d'identifier mes dogmes erronés et de les changer. Maintenant, tout est à nouveau formidable, et ma vie est encore mieux qu'avant. » Vous ne trouverez pas de telles personnes dans une thérapie de groupe, même si c'était une véritable innovation. Bien au contraire, dans ces groupes, des personnes qui ne savent pas comment se débarrasser de leur peur parlent avec d'autres personnes qui ne le savent pas non plus.

Personnellement, je ne m'adresserais qu'à quelqu'un qui sait comment faire. Il ne vous viendrait pas non plus à l'idée de demander une recette à celle de vos amies qui ne sait absolument pas cuisiner. Vous demanderez plutôt cela à celle qui est réputée pour ses talents culinaires. Par conséquent, au lieu de continuer à rester assis dans un cercle et à se faire mutuellement du mal, je préférerais m'entourer de personnes qui ont réussi à surmonter rapidement leurs peurs, et je leur demanderais de m'expliquer en détail comment elles y sont parvenues.

La dérivation

La dérivation est la méthode la plus connue et la plus employée pour se débarrasser rapidement de la peur et de la panique. Dans la toute première phase d'un trouble anxieux, cette technique est même très utile, mais si la pathologie s'est installée depuis un certain temps déjà, elle présente un inconvénient majeur : elle ne guérit pas et se contente de retarder un peu la crise suivante. Peu importe comment vous tournez votre attention, que ce soit en fixant votre attention sur des motifs ou sur les feuilles d'un arbre, en récitant des séries de numéros ou de noms de rues ou par une conversation téléphonique avec une amie : dès que vous arrêterez, la peur vous retombera dessus à la première occasion.

On peut comparer cette méthode avec le lancer d'un boomerang. Il s'éloigne brièvement, mais après quelques mètres, il fait demi-tour tout seul et si on n'y prend pas garde, il vient heurter notre tête. Admettons que, depuis un certain temps, vous utilisiez exclusivement la méthode de la dérivation pour la panique, mais vous êtes encore et toujours en proie à des crises de panique. C'est comme si vous aviez déjà jeté le boomerang cinquante fois et qu'il vous aurait sauté à la tête cinquante fois. La bosse qui en résulterait serait une conséquence directe de cette méthode, de sorte que son résultat ne serait pas vraiment satisfaisant. D'ailleurs, dans votre cas, cette bosse qui grossit sans cesse a un nom : la phobophobie, la peur de la peur. Plus vous vous contenterez de pratiquer la dérivation au lieu de vous soucier de la cause réelle de votre anxiété, plus celle-ci grandira, elle aussi.

Entre-temps, vous aurez compris que c'est vous-même qui déclenchez une crise de panique – tout simplement parce que vous attendez en permanence qu'elle arrive. La pensée : « Pourvu que je n'aie pas une crise de panique maintenant ! » est donc une quasi-garantie de sa survenance. La peur de la peur est un déclencheur majeur de crises de panique, et la dérivation n'est par conséquent qu'un bref report dans le temps, mais non pas la solution du problème.

Mais que se passerait-il si vous cessiez de repousser les pensées de peur et qu'au contraire, vous décidiez de les retenir consciemment ? Au moins, quelque chose que vous retenez ne peut pas vous attaquer. Et vous auriez alors la possibilité de modifier consciemment ces mauvaises pensées, ces mauvais sentiments et ces images négatives.

On vous a certainement déjà dit : « Vous devez accepter la peur. » Malheureusement, cette phrase est mal interprétée depuis des décennies par de nombreux patients anxieux, mais aussi par de nombreux thérapeutes. Car cette méthode n'a pas pour objectif de vous installer dans la victimisation et de tout subir. Bien au contraire, il s'agit de modifier activement quelque chose dans les mécanismes de déclenchement de la peur. Et il s'agit de comprendre que la peur n'est qu'une œuvre d'amour de notre psyché. Une première étape importante serait donc de dire : « D'accord, j'ai compris que je dois changer quelque chose dans ma vie pour que mon subconscient puisse enfin cesser de sonner l'alarme. » Par conséquent, accepter la peur signifie toujours accepter un bon conseil et entreprendre les changements nécessaires.

Les deux niveaux d'une thérapie de l'anxiété couronnée de succès

Dans les troubles de l'anxiété, il existe deux niveaux où des changements sont possibles, et ces deux niveaux se complètent mutuellement. Le premier niveau est la modification des conditions de vie. Qu'il s'agisse de votre relation de couple, de votre travail, de votre environnement social ou de la consommation de certaines substances, dès que vous aurez commencé à effectuer le changement nécessaire, votre subconscient pourra cesser de tenter de vous « réveiller » avec des crises d'angoisse. Et pour que vous puissiez trouver le courage nécessaire, vous pourrez préalablement imprimer une dynamique positive à votre cerveau avec la méthode dite des 10 affirmations. Nous allons y revenir tout de suite.

Le second niveau est la gestion directe de la peur elle-même. Plus cela fait longtemps que vous souffrez d'anxiété, plus votre cerveau aura automatisé fortement la perception de la peur ainsi que les réactions physiques associées. Vous êtes pour ainsi dire conditionné pour réagir par la peur dans une situation particulière, même si vous savez déjà que cette situation ne représente plus aucun danger.

On peut imaginer cette réaction en chaîne de la peur comme une rangée de dominos. Une chiquenaude sur le premier fait tomber tous les autres tour à tour. Mais si on interrompt cette chaîne à un endroit donné en retirant un domino de la rangée de dominos, le mouvement s'arrêtera exactement à cet endroit. En psychologie, on appelle cette suppression d'un domino l'interruption d'un schéma. Or, pour pouvoir interrompre un schéma, il me faut tout d'abord l'identifier en tant que tel. Comment voulez-vous reconnaître vos schémas de peur personnels si vous ne cessez d'avoir recours à la dérivation ? Ce n'est qu'en scrutant de près vos pensées anxiogènes, vos images mentales et les réactions de votre corps, que vous pourrez identifier le schéma et trouver avec précision le point où il sera facile d'interrompre la réaction en chaîne de la peur.

Dans mon travail de consultation au cours des dernières années, j'ai pu identifier plus d'une douzaine de modèles de peur très répandus. Et chacun de ces modèles a son propre interrupteur. Par exemple, pour les personnes à forte orientation visuelle, la peur est souvent déclenchée par une séquence visuelle qui se déroule rapidement dans leur esprit. Certaines se voient tomber ou prises dans une situation dont elles ne peuvent pas s'échapper. D'autres se voient victimes d'un accident en conduisant une voiture ou avoir une crise dans un avion. Toutes les peurs déclenchées par des images mentales ont un modèle commun : ces images sont toujours très rapides. Et c'est justement le point faible de l'anxiété déclenchée visuellement.

Êtes-vous déjà allé au cinéma ? Peut-être avez-vous vu un thriller dans lequel le tueur est tapi dans les buissons avec un couteau jusqu'à ce qu'il en sorte soudain pour bondir sur sa victime ? Qui ne sursauterait pas dans une telle situation ? Mais tout cela ne fonctionne que si le tueur saute rapidement. Si toute cette scène se déroulait bien plus lentement, à un rythme fortement ralenti qu'on appelle également *slow motion,* personne ne sursauterait au cinéma. Le film serait vite ennuyeux, et la plupart des spectateurs quitteraient la salle après cinq minutes à peine.

La peur déclenchée par des images souffre donc d'une vulnérabilité absolue, car elle ne fonctionne que si ces images se déroulent vite ! Mais comment développer, à partir de ce constat, une méthode thérapeutique qui permette de stopper l'anxiété rapidement et en toute sécurité ? Je répondrai à cette question en détail au chapitre 5, et vous y trouverez également les principales techniques et les interrupteurs de schémas avec lesquels beaucoup de patients ont déjà réussi à se débarrasser définitivement de leur peur.

Mais attention, n'oubliez pas que la peur elle-même, ainsi que tous les symptômes physiques qui y sont liés, ne sont généralement que des avertissements de votre psyché sur le fait que vous devriez d'urgence changer quelque chose dans votre vie. Par conséquent, ce serait une erreur d'utiliser ces nouvelles techniques pour éliminer tous ces sentiments désagréables, ainsi que les peurs qui y sont liées, sans chercher à comprendre pourquoi votre psyché a sonné l'alarme. Ce serait comme s'il y avait un incendie dans votre domicile et que vous désactiviez l'alarme stressante du détecteur de fumée, sans éteindre le feu lui-même. Pour les troubles psychosomatiques, éteindre le feu signifie créer de nouveaux réseaux dans votre cerveau et donc stopper l'autoroute neuronale de l'information de la peur. C'est la base de votre peur du changement et donc la véritable cause de votre trouble anxieux. Mais comme vous avez construit vous-même cette autoroute en adoptant un certain mode de pensée, vous avez besoin, outre les techniques d'interruption des symptômes, d'un plan pour construire dans votre cerveau une nouvelle et meilleure autoroute de l'information. Et c'est précisément ce plan de construction que je vais vous exposer maintenant.

La méthode des 10 affirmations : pour reprogrammer votre cerveau

La manière la plus rapide de se débarrasser définitivement de la peur et de la panique est donc une stratégie à deux volets : d'une part, une élimination rapide de l'anxiété grâce à une interruption appropriée du schéma et d'autre part, un recâblage neural. C'est ainsi qu'on empêche la peur de resurgir, parce qu'on lui coupe littéralement l'herbe sous les pieds.

Cet entraînement mental spécial est appelé la méthode des 10 affirmations. L'idée de base de cette méthode repose sur une question très simple : « Comment serait votre vie si elle était vraiment formidable ? » Lorsque je pose cette question à mes patients, j'entends souvent ces quatre mots : « Sans crise de panique ! » La plupart d'entre eux n'ajoutent généralement rien dans un premier temps. Mais si je leur demande ce dont ils ne veulent plus dans leur vie, ils se mettent presque tous à parler durant un long moment.

Faites tout d'abord ce test tout seul. L'idéal serait que vous preniez quelques minutes pour énumérer tout ce qui ne vous plaît plus dans votre vie. Puis décrivez durant 3 minutes comment serait votre vie si elle était vraiment formidable. Il est très important que vous utilisiez exclusivement des termes positifs, car vous venez de faire la liste des choses que vous aimeriez ne plus vivre.

Tandis que la première tâche est relativement facile pour la plupart de mes patients, la seconde est souvent beaucoup moins évidente. C'est une preuve supplémentaire du fait que le cerveau des patients anxieux est beaucoup mieux connecté dans le sens négatif que dans le sens positif. Mais ne vous inquiétez pas, car même si vous avez davantage tendance à penser négativement que positivement depuis des années, cela ne signifie nullement qu'il vous faudra vous entraîner pendant des années à penser différemment. Les dernières recherches sur le cerveau ont mis au point une technique grâce à laquelle le cerveau peut être reprogrammé nettement plus vite que cela aurait été possible par l'intermédiaire de la pensée « classique ». Cette technique est un composant essentiel de la méthode des 10 affirmations, et avec un investissement de temps d'environ 20 minutes par jour, vous vous sentirez déjà nettement mieux dans 3 semaines. Ainsi, vous n'aurez plus aucun doute sur le fait que vous parviendrez bientôt à vous débarrasser complètement de vos peurs.

Comme je l'ai déjà mentionné, la méthode des 10 affirmations est basée sur une question fondamentale très simple : « Comment serait votre vie si elle était vraiment formidable ? » Notez 10 phrases sur une feuille de papier pour décrire comment vous vous imaginez une vie réellement parfaite. Mais avant de commencer à écrire, il est nécessaire de respecter 5 règles très simples, car il s'agit de bien plus ici que de la seule pensée positive. Nous voulons effectuer une « véritable reprogrammation » de votre cerveau ; c'est pourquoi il vous faut porter une attention particulière aux règles et aux lois précises selon lesquelles votre cerveau fonctionne réellement.

La pensée est un processus auditif, parce que lorsque vous pensez, vous entendez votre voix parler dans votre tête. Si vous n'en étiez pas conscient jusqu'à aujourd'hui, vous pourrez le vérifier immédiatement, ici et maintenant. Pour ce faire, pensez la phrase suivante 5 fois de suite : « Je me réjouis d'être bientôt à nouveau en parfaite santé ! » (Veuillez répéter cette phrase en pensée 5 fois avant de continuer à lire.)

L'avez-vous remarqué ? Vous avez non seulement entendu la phrase avec votre voix dans votre tête, mais votre niveau d'énergie a probablement légèrement augmenté. Car ce que nous nous racontons en pensée a un impact immédiat sur nos sensations. Ainsi, le langage que nous utilisons, qu'il soit exprimé en paroles ou juste en pensées, remplit la même fonction que le système d'exploitation d'un ordinateur. Il est la base sur laquelle nous construisons tout le reste. En effet, chaque mot compte plus que vous ne l'imaginez probablement à l'heure actuelle, et c'est justement l'une des raisons pour lesquelles les méthodes que vous apprendrez plus loin dans ce livre sont aussi efficaces.

Je vais maintenant vous présenter 5 règles très simples sur la meilleure manière d'utiliser le langage interne de vos pensées afin de « recâbler » votre cerveau de façon optimale. Dès que vous maîtriserez ces règles et que vous les appliquerez, votre vie changera positivement à une vitesse que de nombreux thérapeutes d'anxiété de la vieille école considèrent encore aujourd'hui comme impossible.

Règle n° 1 : construisez vos 10 affirmations sans aucune négation

« Sans aucune négation » signifie que vos phrases ne peuvent rien contenir de négatif. « PAS de peur » et « SANS souci » sont des exemples tout à fait typiques de négations. Mais pourquoi ces négations sont-elles une erreur ? Parce que votre cerveau n'est absolument pas en mesure de penser sur le mode de la négation. Faisons un autre petit test à ce sujet :

S'il vous plaît, ne pensez **en aucun cas** à un ours se promenant à vélo. Il ne porte **pas** de lunettes de soleil sombres, et sur son dos, il ne porte **pas** de sac à dos jaune.

Avez-vous réussi à ne pas voir l'ours dans votre esprit ? Bien sûr que non, car vous ne pouvez absolument pas penser sur le mode de la négation. Pour être en mesure de traiter une information sur ce que vous ne devez pas penser, il vous faut d'abord l'imaginer et câbler votre cerveau d'une certaine manière avec cette information. Cela signifie que, chaque fois que vous pensez que vous ne voulez plus avoir de crises de panique, vous ne faites que faciliter dans votre cerveau la survenance de la panique, parce que vous aurez connecté l'information « panique » encore plus fortement dans votre tête.

Dans la suite de ce livre, je vous proposerai régulièrement de faire de petits tests. Car je ne veux en aucun cas que vous croyiez aveuglément tout ce que je dis. Restez critique et vérifiez vous-même toutes mes déclarations. Vous avez probablement fait confiance bien assez longtemps à de prétendus experts et à leurs conseils sans pour autant avoir été libéré de votre peur. C'est pourquoi je vous encourage à reprendre l'entière responsabilité de votre vie. Apprenez à connaître vos propres mécanismes de la peur et, par conséquent, à mieux vous connaître vous-même. Cela vous permettra de percevoir peu à peu la manière dont vous vous programmez chaque jour par votre propre langage. Ces autoprogrammations contrôlent tous les domaines de votre vie, sans la moindre exception. C'est pourquoi les techniques de ce livre vous aideront non seulement à transformer la peur en légèreté, mais elles vous permettront aussi d'expérimenter beaucoup plus de succès que d'échecs dans votre vie.

Règle n° 2 : formulez exclusivement de manière positive

Cette règle se génère automatiquement dès que nous respectons la règle n° 1. Au lieu de dire : « Je ne veux plus avoir peur », dites désormais : « Je suis courageux et sûr de moi. » Tout comme votre cerveau devrait obligatoirement se souvenir avec la première phrase d'une situation où vous avez eu peur, il recherchera bien sûr également avec la deuxième phrase des références où vous avez été courageux et sûr de vous.

Veillez à ne pas utiliser de négations cachées comme « sans souci » ou « sans dette ». Car la négativité provient non seulement des mots « souci » et « dette », mais aussi de la préposition « sans ». Au lieu de « sans souci », dites plutôt : « Je vis complètement dans l'ici et maintenant et je profite de chaque instant. » Vous pouvez exprimer « sans dette » par la phrase suivante : « J'ai toujours assez d'argent pour être en mesure de m'acheter ce qui est bon et important pour moi. » De plus, une négation se cache aussi derrière le mot apparemment positif « détendu », parce qu'il signifie « sans tension ». Utilisez plutôt les mots « cool et léger » ou « joyeux ».

Mais comment une simple reformulation de vos pensées peut-elle par exemple faire en sorte que vous ayez soudain plus d'argent en poche ? Lorsque vous changez votre façon de penser, vous activez d'autres capacités de votre cerveau. Jusqu'ici, vous avez employé une grande partie de votre énergie et de votre temps à vous demander pourquoi tout est tellement difficile dans la vie. Mais si vous utilisiez ces mêmes ressources jour après jour pour trouver de nouveaux chemins avec lesquels la vie sera effectivement plus facile, vous obtiendrez bien plus rapidement d'autres résultats.

Pour le moment, tout cela peut sembler très nébuleux, mais cela peut être expliqué scientifiquement : il est démontré que votre subconscient traite 80 000 informations par seconde. On peut comparer cela à 80 000 assistants qui attendent chaque matin de recevoir vos ordres pour la journée. Aussi longtemps que vous continuerez à leur donner chaque matin l'ordre de rechercher tout ce qui fait obstacle à votre réussite personnelle et à une vie courageuse, empreinte de confiance en vous, vos 80 000 assistants subconscients vous livreront exactement ce que vous leur avez demandé. Votre existence pourrait être bien différente si, au lieu de cela, votre cerveau cherchait inconsciemment 80 000 fois par seconde les moyens de rendre rapidement votre vie plus belle et plus agréable.

Règle n° 3 : formulez vos 10 affirmations au présent.

Grâce aux dernières recherches sur le cerveau, nous savons aujourd'hui que celui-ci crée de nombreuses synapses lorsque nous expérimentons quelque chose dans la réalité. Mais il est encore beaucoup plus intéressant de savoir que nous créons presque autant de connexions neuronales lorsque nous imaginons quelque chose de manière très intense. Dès que nous faisons en pensée tout ce que nous voulons réellement faire, il devient effectivement de plus en plus facile d'atteindre notre objectif.

Cet effet est utilisé avec succès depuis de nombreuses années dans le sport de haut niveau et constitue un aspect essentiel de ce qu'on appelle la préparation mentale. Si, par exemple, une patineuse artistique veut apprendre une nouvelle figure complexe, son entraîneur lui demandera d'imaginer encore et encore le déroulement parfait de cette figure. Quelquefois, il mettra uniquement l'accent sur le déroulement, et à d'autres moments, il lui demandera de concentrer plus d'attention sur la perception physique. Comment la patineuse artistique sent-elle tous ses muscles au moment où elle domine cette figure à la perfection ? Ce qui est déterminant est qu'elle se comporte en pensée comme si la situation souhaitée était déjà une réalité. Des études ont montré qu'un entraînement mental supplémentaire permet d'obtenir un succès de l'entraînement physique plus rapide de jusqu'à

40 %, comme si l'entraînement n'était ensuite plus qu'une pure répétition de la part du corps.

Une stratégie de succès qui fonctionne si bien dans le sport devrait être utilisée à plus forte raison lorsqu'il s'agit de votre santé. C'est pourquoi il est important que vous formuliez vos 10 affirmations exclusivement au présent, même si vous croyez que cela pourra prendre des années jusqu'à ce que vous parveniez à atteindre cet objectif. D'ailleurs, vos phrases n'ont absolument pas besoin de concerner uniquement votre bien-être physique ou psychologique, car même des souhaits et des objectifs de tous les jours sont merveilleusement adaptés pour rediriger rapidement votre cerveau vers d'autres canaux. « Je passe des vacances de rêve aux Maldives » et « Je vis une relation de couple merveilleuse » ne sont que deux exemples possibles d'une vie vraiment formidable.

Règle n° 4 : *formulez vos phrases en termes concrets.*

Plus vous décrirez précisément à quoi ressemble votre vie parfaite, plus vite votre cerveau pourra créer les voies neuronales nécessaires. Des expressions générales telles que « Je vais bien » ou « Je suis heureux » offrent trop peu de possibilités à vos cellules grises pour s'interconnecter rapidement et largement. Trouvez des phrases qui décrivent très concrètement des situations futures que vous voulez vivre dès que vous aurez définitivement surmonté votre peur. Ce faisant, concentrez-vous principalement sur les domaines de votre vie où le comportement d'évitement est déjà à l'ordre du jour. Par exemple, si cela fait un bon moment que vous ne conduisez plus de voiture, une bonne phrase serait la suivante : « J'aime prendre spontanément ma voiture pour la conduire et aller n'importe où. » Voici encore d'autres exemples de phrases concrètes qui pourraient être utiles :

- Je me réveille le matin en pleine forme et plein d'entrain.
- J'aime mon nouveau travail, je m'entends bien avec mes sympathiques collègues et je me réjouis tous les jours de voir à quel point mon travail et moi-même sommes appréciés.
- Je conduis une voiture formidable qui me procure des sensations agréables tous les jours.
- Je cuisine pour mes amis et j'aime être un bon hôte.
- Je me traite moi-même comme mon meilleur ami ou ma meilleure amie. Je m'adresse à moi-même avec bonté, je me nourris bien et je ne m'entoure que de personnes qui me font du bien.
- Je pratique deux fois par semaine mon sport préféré et je me sens très bien dans mon corps.
- J'aime être entouré de gens et il m'est très facile d'offrir un sourire amical à toute personne. J'aime l'énergie positive qui me revient grâce à ce comportement.
- Je cultive mes amitiés, anciennes et nouvelles, et je me réjouis tous les jours de toutes ces personnes pleines d'amour et inspirantes que je côtoie dans ma vie.
- J'enrichis ma vie à travers de nombreuses et belles activités (indiquer ici des exemples concrets) et je suis

heureux de voir mon amplitude de mouvement grandir de semaine en semaine.

- Je ne donne plus à ma tête que de bonnes informations qui m'aident à vivre une vie plus légère, plus heureuse et plus réussie.
- J'ai transformé mon passe-temps préféré (mentionner ici un passe-temps concret) en carrière et j'aime gagner beaucoup d'argent avec une activité qui me procure énormément de plaisir.

Règle n° 5 : assurez-vous que vos affirmations soient « réalisables par vous-même ».

Cela ne veut pas dire que vos phrases devraient inclure des objectifs « réalistes ». Au contraire, plus vous vous fixerez des objectifs élevés, plus vite vous réussirez. Cela peut de prime abord sembler contradictoire, mais s'explique facilement par les neurosciences, nous y reviendrons plus tard.

« Réalisables par vous-même » signifie que vous n'êtes pas dépendant d'autres personnes pour réaliser vos objectifs. Ni votre patron, ni votre conjoint, ni votre famille, ni l'État ne sont responsables de votre vie. Vous seul décidez tous les jours ce que vous faites, ce que vous ne faites pas et avec qui vous passez la plus grande partie de votre temps. Et bien sûr, celui qui a la chance d'avoir déjà trouvé le partenaire idéal ou le patron parfait pourra absolument l'inclure dans son exercice.

Cependant, dans mon cabinet, j'ai souvent en face de moi des gens qui se plaignent à la première séance de leurs terribles conditions de travail et de l'homme sans cœur qu'est leur supérieur hiérarchique. Lorsque je leur demande alors qui a décidé de travailler depuis des années pour ce tyran sans cœur, et qui a également décidé de ne pas chercher un meilleur poste ailleurs, j'entends bien souvent un timide : « Moi ? »

Vous souvenez-vous de l'histoire de Doris, présentée au chapitre 3 ? Des années durant, elle s'était persuadée elle-même qu'il ne lui serait pas facile de trouver un meilleur emploi. Et plus elle répétait cette autoprogrammation négative, plus sa situation empirait. Mais à peine avait-elle réussi à modifier ses dialogues intérieurs qu'on lui proposa un très bon poste en deux semaines.

Examinons de plus près la règle n° 5 à la lumière de cet exemple concret. Supposons que vous aussi, vous soyez malheureux dans votre travail depuis des années en raison d'un patron antipathique, et que votre phrase serait la suivante : « Je me sens très bien dans mon travail actuel. » C'est un exemple assez typique d'une mauvaise compréhension de l'affirmation positive qui ne peut pas fonctionner ainsi. Cette phrase ne serait pas réalisable par vous-même, car quelqu'un d'autre devrait fondamentalement changer pour que vous alliez à nouveau bien. Ainsi, vous feriez dépendre votre bonheur du comportement de votre patron. Or, cela ne fonctionne généralement pas : ce dernier poursuit ses propres objectifs et défend ses propres intérêts, et il lui importe probablement fort peu que vous vous sentiez bien ou non, car l'essentiel est à ses yeux que vous effectuiez le maximum de prestations pour un minimum de salaire. Cette manière de penser ne génère rien de plus qu'une sensation désagréable de dépendance et d'impuissance.

En revanche, la formulation suivante serait réalisable par vous-même : « J'ai un bon travail dans lequel on m'estime, où mes capacités sont appréciées et récompensées. » Vous êtes le seul à pouvoir réfléchir sur la nature de vos compétences et à imaginer comment ce travail devrait être exactement pour que vous puissiez enfin vous épanouir. Dès que vous le saurez, vos 80 000 assistants subconscients pourront enfin se mettre efficacement au travail. Ainsi, votre cerveau aura reçu un ordre de recherche sensé et pourra ajuster votre perception subconsciente de manière à ce que vous ne ratiez plus aucune occasion pour trouver ce poste parfait pour vous.

De nombreux patients anxieux savent exactement ce qu'ils ne veulent pas. Pas de patron qui ne cesse de critiquer, pas d'emploi si mal payé, pas de travail ennuyeux et si peu satisfaisant. Là aussi, ils donnent un ordre de recherche à leur subconscient, mais un ordre qui apportera davantage de ce qu'ils ne veulent pas. C'est pourquoi les personnes qui pensent ainsi ne se voient généralement proposer que des emplois à peine meilleurs que ceux qu'elles ont déjà. Ces mêmes règles sont également valables pour les relations interpersonnelles. Tant que vous ne direz à votre subconscient que ce que vous ne voulez plus, vous rencontrerez de plus en plus de personnes qui auront exactement ces caractéristiques négatives.

La technique des 5 canaux : le turbocompresseur pour la santé mentale

Après avoir noté vos 10 affirmations, la tâche consiste à interconnecter votre cerveau aussi rapidement que possible. Pour réaliser cela, nous utilisons un petit truc issu des recherches sur le cerveau et que je me plais à appeler le turbocompresseur pour la santé mentale. Consacrez chaque jour 20 minutes à vous concentrer mentalement sur une de vos 10 affirmations, tout en vous concentrant toujours alternativement sur un seul de vos cinq canaux sensoriels.

L'objectif est de voir, d'entendre, de toucher, de sentir et de goûter, donc d'expérimenter un sens après l'autre et aussi séparément que possible les uns des autres. Cette manière de penser nécessite un peu de pratique, mais la plupart de mes patients parviennent en moins d'une semaine à intégrer dans leur vie cet entraînement mental court et efficace. Voici un exemple concret qui vous permettra d'en observer le déroulement précis. Prenons pour ce faire la phrase suivante :

> *Je vis une relation harmonieuse et je suis heureux tous les jours de pouvoir partager ma vie avec un partenaire aussi aimant et attentif.*

Remarque importante : si vous êtes certain que cela ne se produira jamais avec votre partenaire actuel, faites cet exercice mental avec une personne imaginaire que vous ne connaissez « pas encore ». Car si vous pensiez concrètement à quelqu'un, cette phrase ne serait pas réalisable par vous-même conformément à la règle n° 5. Ici, il s'agit uniquement des qualités humaines que devrait avoir le partenaire idéal, et non pas d'une personne déterminée.

Une approche particulièrement simple et efficace est de choisir dans cette phrase une situation très particulière qui, selon vous, fait forcément partie d'une relation parfaite. Cela pourrait par exemple être un bon petit déjeuner ensemble le dimanche, une promenade dans la forêt, une nuit d'amour romantique ou une soirée au cinéma suivie d'un dîner dans votre restaurant préféré. Dans les semaines à venir, vous pourrez continuellement choisir de nouvelles situations pendant vos exercices, dans la mesure où elles vont avec l'idée générale d'une relation heureuse. Veillez cependant à formuler tout cela exclusivement de manière positive. Si cela se trouve, une dispute raisonnable de temps à autre fait également partie d'une bonne relation. Mais rien que le mot « dispute » a une connotation négative et doit par conséquent être impérativement évité. De plus, la plupart des gens manquent surtout de moments de bonheur à deux et n'ont pas besoin d'entretenir leur culture du conflit.

Je vais utiliser l'exemple de la sortie au cinéma pour vous montrer comment vous pouvez séparer vos canaux sensoriels de manière optimale. Mais avant cela, une remarque importante : certains d'entre vous penseront probablement : « Aller au cinéma est justement quelque chose que je ne peux plus faire depuis longtemps à cause de ma peur. »

Prenez conscience du fait que la seule raison pour laquelle vous ne pouvez plus aller au cinéma est que votre cerveau prévoit que vous pourriez y avoir une crise de panique. Il produit des images dans lesquelles vous êtes assis dans votre fauteuil, pris de panique, et où vous ne parvenez pas à quitter la salle assez vite. Il prévoit des scènes où l'on vous regarde d'un air réprobateur, parce qu'en plein milieu du film, vous vous glissez entre les étroites rangées de sièges pour pouvoir enfin sortir. Vous entendrez probablement même les commentaires acerbes des gens agacés.

Pour le moment, il est encore mille fois plus facile pour votre cerveau de visualiser toutes ces images négatives et d'entendre tous ces sons négatifs que de vous fournir qu'une seule pensée positive. Cela sera bientôt fini, parce que les exercices qui suivent sont justement prévus à cet effet. Cependant, il n'est pas question de vous efforcer d'aller à nouveau au cinéma, perclus de peurs et d'angoisses, mais de réapprendre tout d'abord à votre cerveau dans un environnement protégé à enfin produire à nouveau et de manière totalement automatique des pensées positives, et non plus négatives.

Si vous répétez cet exercice régulièrement pendant quelques semaines, vous pourrez bientôt faire à nouveau et avec une totale désinvolture toutes les choses dont vous pensez encore qu'elles sont impossibles. D'ailleurs, ce n'est pas bien grave si vous ne croyez pas vraiment à un succès rapide, car vous allez justement l'expérimenter de plus en plus souvent à partir du moment où vous effectuerez l'entraînement suivant de manière conséquente.

Choisissez un endroit tranquille, installez-vous confortablement et passez en revue vos cinq canaux de sens, l'un après l'autre. Faites cet exercice si possible en pensée, et non pas par écrit, car il s'agit justement de s'entraîner à une nouvelle manière de penser. Ceux qui ne parviennent pas à se concentrer suffisamment pourront bien sûr utiliser un stylo et du papier au début, mais ils devraient tenter par la suite de le faire plus souvent en pensée et non pas par écrit.

Pour réaliser correctement la méthode des 10 affirmations à l'aide de la technique des 5 canaux, allez maintenant en pensée dans un cinéma de votre choix avec un être cher et commencez par vous concentrer uniquement sur le canal visuel, c'est-à-dire sur la vue. Prenez votre temps. Il ne s'agit pas d'être rapide, mais de plonger aussi profondément que possible dans le canal concerné.

Ce n'est pas grave si cette personne idéale n'existe pas encore dans votre vie ; dans ce cas, imaginez simplement les qualités qu'elle devrait avoir pour que vous tombiez instantanément amoureux d'elle.

Une fois que vous aurez consciemment perçu toutes ces belles images en lien avec cette situation, passez au canal auditif, celui de l'écoute, et réfléchissez tranquillement à tout ce qu'on peut entendre durant une parfaite sortie au cinéma avec une personne qu'on aime. Passez ensuite au toucher, puis à l'odorat, pour terminer par le goût.

Arrêtons-nous : ces deux derniers canaux sensoriels sont connectés à des zones très anciennes du cerveau, de sorte qu'ils jouent un rôle particulièrement important dans la reprogrammation – c'est la raison pour laquelle vous ne devriez pas abandonner cette démarche trop tôt. De plus, quelques 98 % de toutes les peurs sont essentiellement produits dans l'un des trois premiers canaux, de sorte que l'odorat et le goût ne sont le plus souvent pas affectés par les vieilles structures de peur. C'est pourquoi on les implique activement dès le début dans la reprogrammation positive du cerveau.

Un exemple de la technique des 5 canaux

« Une belle sortie à deux au cinéma. »

Voici un exemple concret de la manière dont cet exercice devrait être effectué mentalement. Adaptez les détails à vos préférences personnelles. Si vous n'aimez pas le Coca-Cola, choisissez tout simplement à ce moment-là la boisson que vous consommeriez de préférence dans une telle situation. Cela ne doit pas nécessairement être de l'eau, il peut aussi s'agir de bière, de vin mousseux ou de café. N'oublions pas que nous voulons planifier et « câbler » mentalement un comportement qui décrit votre vie quand elle est vraiment formidable. En revanche, vous maîtrisez déjà parfaitement un comportement contrôlé par des peurs et c'est justement ce que nous ne voulons en aucun cas continuer à soutenir.

Donc, si vous aimez par exemple boire du café, mais que vous y renoncez actuellement en raison de votre trouble anxieux, ce serait le moment idéal pour recommencer à en consommer, au moins en pensée. Il est également important que vous ne vous contentiez pas de réciter ces détails, mais que vous les viviez aussi intensément que possible en pensée.

La vue : je vois la salle de cinéma, le grand écran sur lequel passe déjà la publicité, je vois des gens avec des boissons et du pop-corn, je vois mon pop-corn et mon Coca-Cola très frais, je vois mon partenaire heureux dans l'attente du film, je vois comment sa main prend la mienne et la caresse doucement, je vois son beau sourire, je vois le film commencer, je vois mon acteur préféré…

L'ouïe : j'entends les dialogues du film, la musique, le rire des gens, le bruissement de mon sachet de pop-corn, j'entends le couinement discret du fauteuil, j'entends un commentaire amusant que mon partenaire me susurre à l'oreille, j'entends mon dialogue intérieur qui commente à quel point je suis heureux d'avoir enfin une personne aussi formidable à mes côtés, j'entends le crissement du pop-corn tandis que je mords dessus…

Le toucher : je sens le confortable fauteuil du cinéma, je sens l'agréable chaleur qui règne dans la salle, je sens la douce main de mon partenaire, je sens la bouteille fraîche de Coca dans ma main, je sens le pop-corn croustillant dans ma bouche, je sens la tension lorsque le film commence, je me sens bien parce que je peux à nouveau faire tout ce dont j'ai envie, et je sens cette boisson glacée qui me rafraîchit merveilleusement à chaque gorgée…

L'odorat : je sens l'odeur de la salle de cinéma, le parfum de mon partenaire, l'odeur de mon pop-corn frais, de mon Coca…

Le goût : je goûte le pop-corn, le Coca, le tendre baiser de mon partenaire…

Peut-être réalisez-vous dès la lecture de ces quelques lignes la puissance de cette autre manière de penser. Plus les détails qui surgissent dans votre esprit en imaginant ces situations sont nombreux, plus vite vous pourrez à nouveau mener une vie légère et heureuse, parce que cet exercice « recâble » votre tête 10 000 fois plus rapidement que n'importe quelle forme normale de pensée. Car, tandis que la phrase « Je passe une belle soirée au cinéma avec mon partenaire » ne crée qu'une poignée de synapses dans votre tête, cette dernière doit activer séparément 5 régions cérébrales différentes en raison de la séparation des canaux. Dès que vous passez d'un canal à l'autre, ces zones doivent échanger des données entre elles, parce que maintenant, vous voulez entendre, ressentir, sentir ou goûter quelque chose que jusqu'ici vous aviez seulement vu. Ainsi, vos neurones sont contraints de fonctionner encore et encore ensemble, ce qui signifie qu'ils se connectent les uns aux autres par des synapses.

Admettons que vous trouviez 20 détails pour la vue, puis encore 20 pour l'ouïe, 20 pour le toucher, et peut-être 10 pour l'odorat et 5 pour le goût. Dans ce cas, votre cerveau n'a absolument pas d'autre choix que de créer pendant ce temps 20 × 20 × 20 × 10 × 5 connexions synaptiques.

Vous avez déjà fait le calcul ? Si vous effectuez cet exercice consciencieusement, vous pouvez créer dans votre tête jusqu'à 400 000 synapses en 20 minutes, lesquelles ne connaissent toutes qu'une seule information : retourner régulièrement au cinéma avec plaisir, et ce, avec une personne qui vous convient vraiment.

Lorsque vous vous serez entraîné durant quelques jours avec la méthode des 10 affirmations en tenant compte de la technique des 5 canaux, vous vous apercevrez qu'il n'est pas facile de se cantonner au seul canal concerné. Peut-être que pour l'odorat, vous songerez spontanément au merveilleux parfum du gazon fraîchement tondu si votre phrase est la suivante : « J'aime me promener tout seul. » Alors, votre cerveau ne pourra pas s'empêcher d'ajouter au canal visuel le gazon fraîchement tondu et le voisin avec sa tondeuse, tandis que dans votre canal auditif, le souvenir du bruit de la tondeuse sera automatiquement réveillé, de sorte qu'il sera à nouveau interconnecté.

Passer régulièrement d'un canal à l'autre n'est pas très grave, car cela crée des connexions positives supplémentaires dans le cerveau. La seule chose importante est de revenir au canal dans lequel vous étiez et de chercher d'autres éléments que vous pourrez à nouveau percevoir lorsque vous aurez surmonté votre peur pour toujours.

De plus, pour le goût, il est utile d'intégrer, dès le début de la phase de visualisation, des situations dans lesquelles on mange et on boit. Supposons que vous ayez décidé de trouver enfin une profession qui vous rend vraiment heureux. Dans ce cas, la pause déjeuner avec vos sympathiques nouveaux collègues apparaîtrait également dans votre exercice.

Certaines personnes éprouvent tout d'abord quelques difficultés dans la mise en œuvre des différentes techniques. Ne vous laissez surtout pas déstabiliser, car après tout, vous êtes en train d'apprendre une nouvelle manière d'utiliser votre cerveau. Comme pour tout ce qu'on apprend, c'est en forgeant qu'on devient forgeron.

Les premiers succès et ce que vous pouvez faire pour accélérer davantage les choses

La méthode des 10 affirmations combinée à la technique des 5 canaux apporte généralement très vite de premiers succès. Dans 9 cas sur 10 que j'ai accompagnés jusqu'ici dans mon cabinet, la fréquence et l'intensité des crises d'angoisse ont chuté en une semaine d'environ 60 à 70 %. Chez les personnes qui réussissent à effectuer cet exercice juste avant de dormir, l'effet est encore plus élevé. Il y a d'ailleurs une explication scientifique à cela : pendant que nous dormons, nous traversons différentes phases de sommeil. De 4 à 6 fois par nuit, nous passons entre le sommeil profond et l'état du rêve, aussi appelé sommeil paradoxal. Pendant les phases de sommeil paradoxal, le cerveau apprend et traite une fois de plus ce qui a été vécu au cours de la journée. Or, ce que nous avons traité et par conséquent sauvegardé juste avant d'aller dormir est traité de manière privilégiée dans les phases de sommeil paradoxal. Ainsi, les 400 000 connexions neuronales positives que nous avons consciemment créées le soir se multiplient pour parvenir jusqu'à 1,2 million, parce que nous stimulons délibérément les phases du sommeil paradoxal pour la formation de synapses.

Une modification structurelle aussi rapide de vos cellules grises n'est bien sûr pas sans conséquence. 8 sur 10 de mes patients signalent un comportement onirique fortement modifié, principalement à partir de la troisième nuit. 2 sur 10 ressentent pendant quelques jours une légère pression dans la tête, mais elle est totalement inoffensive et disparaît bientôt. Les personnes particulièrement sensibles sentent nettement comment leur cerveau crée un nouveau réseau à grande vitesse. Après environ une semaine, leur sensation globale de bonheur augmente déjà et elles se sentent de plus en plus souvent bien dans leur peau, sans raison apparente.

Bien sûr, subsistent encore des phases au cours desquelles on ressent de l'anxiété ou de l'insatisfaction, mais elles deviennent de plus en plus courtes et de plus en plus faibles.

Après environ 3 semaines de pratique régulière de cet exercice, votre cerveau reconnaît un motif récurrent et commence à stocker certaines informations non plus dans le cerveau, mais là où résident nos comportements automatisés : le cervelet. À partir de ce moment, vous automatisez la joie et la légèreté là où, auparavant, la peur et la panique monopolisaient le pouvoir.

Après 6 semaines d'entraînement mental, environ 70 % de mes patients sont en grande partie libérés de la peur. Ceux qui effectuent leur entraînement mental de préférence le soir avant de se coucher constituent la plus grande partie de ce groupe. 25 % de mes patients parviennent en 3 à 6 semaines à vivre à nouveau une vie sans crises de panique et sans ressentir constamment la peur de la peur. Selon toutes les expériences que j'ai pu mener jusqu'à ce jour dans ma pratique, cela reste stable, avec un taux de rechute inférieur à 5 %. Les rares personnes qui ont ensuite encore été prises de peur et de panique ont vécu cette rechute soit en raison du *secondary gain* (voir le chapitre consacré au « *Secondary gain* : lorsque les crises de panique apportent des bénéfices secondaires », p. 30), soit parce qu'elles avaient tout simplement arrêté les exercices trop tôt.

Peu importe que vous vouliez avoir un corps beau et sportif ou un cerveau facilement capable de ressentir de la joie et de la sérénité : dans les deux cas, il vous faut faire quelque chose pour y parvenir. Par exemple, si un jeune homme entraîne son corps plusieurs fois par semaine pendant 2 ans, il aura certainement un physique impressionnant. La chose la plus stupide qu'il pourrait faire alors serait de se satisfaire de ce résultat et d'arrêter immédiatement tout entraînement. En quelques mois, toute la masse musculaire obtenue par ces entraînements acharnés disparaîtrait, parce que le corps ne maintient que les muscles qui sont utilisés régulièrement. Toute personne qui s'entraîne dans un sport de force sait qu'il lui faut un entraînement de maintien d'au moins 2 à 3 fois par semaine pour conserver la masse musculaire obtenue grâce à son entraînement.

Des lois tout à fait similaires sont valables pour un cerveau que vous avez formé avec succès au bonheur, à la réussite et à la légèreté. Sauf que, n'ont pas été formées ici des cellules de fibres musculaires, mais des connexions synaptiques. Dans ce cas aussi, il est important de maintenir une certaine manière de penser dès que vous allez à nouveau vraiment bien. C'est pourquoi vous devriez effectuer l'exercice des 10 affirmations durant au moins 5 minutes chaque soir ou durant 15 minutes au moins 3 fois par semaine, même si vous allez bien depuis des mois. Et c'est un point particulièrement important si, durant cette période, vous diminuez la prise des médicaments que vous prenez probablement depuis déjà un certain temps. Parce que votre cerveau a besoin de tout le soutien possible pour que vous puissiez enfin vous sevrer de ces substances psychoactives.

Soit dit en passant, il existe une autre similitude avec la construction musculaire. Quelqu'un qui s'entraîne beaucoup augmente le poids à soulever à intervalles réguliers pour faire en sorte que le processus de croissance ne s'arrête pas. C'est pourquoi vous aussi, dès que l'une de vos 10 affirmations se sera accomplie dans la réalité, vous pourrez la remplacer par une nouvelle que vous aimeriez expérimenter elle aussi. Vous pourrez alors noter dans un journal la phrase qui s'est réalisée et vous verrez que ce journal se remplira bien plus vite que vous ne pouvez probablement l'imaginer maintenant.

Voici une autre remarque importante pour exécuter l'exercice correctement : chaque soir avant d'aller vous coucher, travaillez avec une affirmation différente, choisie parmi les 10. Au bout de 10 jours, vous devriez avoir travaillé une fois chaque élément de votre liste et pouvoir tout recommencer à partir du soir suivant. S'il vous arrive souvent de vous endormir pendant l'exercice, effectuez-le avant de vous brosser les dents. Vous pouvez également travailler chaque phrase 2 soirs de suite avant de passer à la suivante. Il vous faudra alors 20 jours pour travailler les 10 affirmations. Dans ce cas, le deuxième soir, travaillez toujours les sens dans l'ordre inverse. Vous commencerez alors avec le goût, puis ce sera l'odorat, le toucher, l'ouïe et pour finir, la vue. Cela vous permettra de vous assurer qu'au bout de 10 jours, votre cerveau aura créé ces réseaux de manière optimale et que l'exercice pourra vous apporter rapidement le succès escompté.

Beaucoup de mes patients racontent en outre que la pratique régulière de la méthode des dix phrases le soir a également un autre effet positif : ceux qui auparavant souffraient souvent d'insomnies parvenaient tout à coup à dormir facilement, et leur sommeil s'améliorait de semaine en semaine s'ils pratiquaient constamment cet exercice.

Dans la méthode des 10 affirmations, la règle est donc la suivante : plus on en fait, mieux c'est ! C'est pourquoi ceux qui le souhaitent peuvent également répéter l'exercice pendant la journée. Comme je le mentionnais dans le chapitre précédent, il est également possible de travailler de temps à autre les différents canaux par écrit. Ce sont surtout les personnes qui ont du mal à se concentrer sur l'exercice qui trouvent qu'écrire les différents points peut être très utile au début. Cependant, veillez absolument à ne pas faire l'exercice « uniquement » par écrit. Car il s'agit d'intégrer dans votre vie quotidienne une nouvelle manière de penser, et vous n'écrivez pas non plus chaque mot que vous pensez. En outre, plus vous ferez cet exercice et plus votre capacité de concentration s'améliorera, puisqu'elle sera automatiquement entraînée.

Résumé
Enfin libéré de la peur grâce à la méthode des 10 affirmations

• Notez 10 affirmations pour décrire comment serait votre vie si elle était vraiment formidable.

• Respectez les règles : une formulation sans négation, uniquement positive, au présent, des situations très concrètes et réalisables par vous-même.

• Travaillez mentalement tous les soirs une des 10 affirmations et utilisez pour ce faire la technique des 5 canaux sensoriels.

• Vous pouvez effectuer l'exercice par écrit au début, mais vous devriez progressivement passer au travail mental pour obtenir le meilleur entraînement possible.

• Au bout de 10 jours, recommencez avec la première affirmation, jusqu'à ce que l'une des phrases se concrétise dans la réalité. Remplacez alors cette affirmation par une nouvelle, c'est-à-dire par un nouveau souhait que vous souhaitez voir se réaliser.

• Prévoyez également pour chaque phrase une situation dans laquelle il y aura quelque chose à sentir et à goûter, parce que vous accélérez ainsi la croissance neuronale et donc le processus de guérison.

• Ne dites pas les phrases, mais vivez mentalement les différentes situations aussi intensément que possible.

- N'arrêtez pas l'entraînement lorsque vous allez bien à nouveau, mais poursuivez-le sous forme d'entraînement « d'entretien ». Cela vous permettra d'éviter d'éventuelles rechutes.

- Ne sélectionnez pas d'affirmations qui vous semblent d'ores et déjà faciles, car elles ne disposent pas d'assez de potentiel de croissance neuronale. Préférez des situations que vous n'avez pas encore vécues ou que vous évitez encore, et formulez-les comme si vous pouviez déjà profiter pleinement de tout cela.

5

Les techniques d'urgence : une aide rapide en quelques secondes

Vous rappelez-vous l'histoire du pingouin dans le désert ? Dans le chapitre intitulé « Résumé : pourquoi vous n'êtes pas malade, même si vous en avez l'impression », p. 56, elle illustre le fait que la qualité de vos questions détermine l'obtention de réponses ciblées ou non. Par conséquent, les personnes qui continuent de demander comment le pauvre animal est arrivé dans le désert le laissent inutilement souffrir en plein soleil. En revanche, ceux qui veulent savoir quel est le meilleur moyen de permettre au pingouin de retourner au plus vite dans l'eau trouveront assez rapidement une solution et pourront l'aider.

Pour vous, cela signifie très concrètement : cessez de remuer le passé. Au lieu de chercher un déclencheur à votre trouble d'anxiété, concentrez-vous plutôt sur toutes les nouvelles et merveilleuses techniques qui existent aujourd'hui pour vous débarrasser rapidement de l'anxiété et de la panique.

La seule chose qui pourrait encore faire obstacle à votre guérison prochaine est ce qu'on pourrait appeler les « anciens dogmes » qui vous ont été inculqués il y a probablement de nombreuses années. Il s'agit de phrases telles que : « Un trouble anxieux comme le tien ne pourra pas être résolu en quelques semaines » ou « Il faudra travailler sur votre enfance, sinon vous ne parviendrez jamais à vous débarrasser de votre peur. »

Tant que vous croirez ces affirmations désuètes, il vous sera inutilement difficile de vous ouvrir à des méthodes nouvelles et innovantes. D'ailleurs, il suffit de jeter un œil sur l'histoire de l'humanité pour constater que la plupart des découvertes ont tout d'abord été ridiculisées, voire combattues. Une grande partie de ce qui fut considéré comme une norme médicale ou thérapeutique pendant des décennies n'est plus appliquée aujourd'hui, car on a inventé entre-temps des méthodes plus efficaces. Par conséquent, ceux qui se ferment aux nouvelles méthodes n'ont tout simplement rien appris de l'histoire de l'humanité. Toute personne qui affirme aujourd'hui : « Cela fonctionne ainsi, et pas autrement ! » apprendra inévitablement le contraire dans les années ou les décennies à venir !

Il en a toujours été ainsi et il en sera toujours ainsi, car l'homme ne cessera jamais de continuer à chercher. Seule la vitesse avec laquelle les connaissances réputées « correctes » sont remplacées par de nouvelles découvertes augmente d'année en année. Le célèbre chimiste et double prix Nobel, Linus Pauling, a parfaitement résumé cela avec la célèbre phrase :

La science est la dernière mise à jour des erreurs.

Pour obtenir des résultats rapides, il peut être nécessaire de jeter par-dessus bord certaines vieilles croyances. Peut-être avez-vous appris dans d'autres thérapies que vous devez accepter votre peur, ou on vous a peut-être même demandé de donner un nom à votre panique, par exemple Hugo ou Susy. Si cela vous aide, continuez tranquillement ainsi. Mais si ces méthodes avaient été couronnées de succès, vous liriez à peine ce livre, de sorte qu'il vaut mieux oublier tout cela très vite. Une peur infondée est et restera désagréable ; c'est pourquoi il est nécessaire de la vaincre aussi rapidement que possible. Et pour cela, l'idéal est que vous fassiez exactement ce que vous feriez dans le domaine du sport, lorsque vous voulez vaincre un adversaire : vous étudiez ses faiblesses et vous l'attaquez précisément sur ces points-là.

Dans votre cas, votre adversaire est la peur. Et elle a, elle aussi, un certain nombre de faiblesses, à commencer par le canal sensoriel dans lequel elle est le plus souvent déclenchée. À l'aide des techniques d'urgence suivantes, testées et affinées dans mon cabinet au fil des années, il est effectivement possible de stopper une panique naissante en quelques secondes. Mais pour cela, il est tout d'abord nécessaire d'utiliser quelques tests simples pour identifier les principaux points faibles de votre propre structure de peur.

Suite à cela, vous apprendrez à connaître quelques « casseurs de schémas » avec lesquels vous pourrez interrompre les réactions en chaîne de la peur stockées dans votre cerveau. Cette technique fonctionne immédiatement, et plus vous vous y entraînerez, plus son effet positif sera de longue durée. L'effet « anti-peur » du « casseur de schémas » est d'ailleurs si incroyablement fort que beaucoup de mes patients disent, dès leur deuxième séance, que cette technique les a davantage aidés que tous les médicaments et toutes les années de thérapie qu'ils ont derrière eux. Bien sûr, un tel succès n'est possible que si vous parvenez vraiment à le permettre. Un pessimiste invétéré qui déclare dès le départ : « Il n'est pas possible que des techniques aussi simples et d'un si grand effet ne soient pas déjà utilisées dans d'autres thérapies » bloquera malheureusement justement par cette déclaration les mécanismes d'action psychosomatiques nécessaires.

Mais ceux qui sont prêts à s'impliquer dans quelque chose de nouveau disposeront bientôt d'outils efficaces avec lesquels ils pourront se débarrasser de plus en plus souvent eux-mêmes de la peur et de la panique. Et grâce à ce progrès, ce qu'on appelle la « phobophobie » – la peur de la peur – disparaîtra en quelques semaines.

Car celui qui a tout d'abord appris à stopper sa peur en quelques secondes ne craindra bientôt plus d'en être la victime inopinée. Et c'est justement grâce à cela que la peur apparaîtra de moins en moins et finira par disparaître totalement.

Une remarque importante pour le cas où vous prendriez déjà des médicaments contre l'anxiété : ne laissez pas l'euphorie initiale vous inciter à interrompre prématurément tous les médicaments. Votre cerveau s'est probablement déjà si bien habitué à ces substances que leur arrêt brusque pourrait entraîner des effets secondaires fort désagréables. Vous devriez vous sentir à nouveau bien durant au moins 6 semaines avant de pouvoir commencer très prudemment un arrêt progressif des médicaments sous la surveillance de votre médecin.

Les canaux sensoriels de la peur

Nous activons toutes nos peurs à l'aide de nos 5 canaux sensoriels, et 99 % de toutes les peurs se déroulent dans l'un des trois canaux suivants : la vue (canal visuel), l'ouïe (canal auditif) et le toucher, qui est une combinaison de perception kinesthésique, tactile et proprioceptive, selon que vous sentez un mouvement ou quelque chose sur la peau ou à l'intérieur de votre corps. Pour une meilleure lisibilité et pour simplifier les choses, je vais employer dans la suite de ce livre l'expression de « canal kinesthésique ».

Par le canal visuel, les peurs sont déclenchées sous forme d'images qui apparaissent en un éclair dans votre esprit. Par exemple, vous vous voyez vous évanouir, avoir un accident ou en train de vous ridiculiser devant d'autres personnes. Ces images se présentent généralement à très grande vitesse. Parfois tellement vite que vous ne parvenez pas même à les percevoir consciemment. C'est pourquoi il est important que vous puissiez désormais identifier la manière précise dont elles déclenchent votre peur. Chaque fois que la peur prend possession de vous, posez-vous la question suivante : « Comment est-ce que je viens d'activer ma peur ? Est-ce que le déclencheur a été une brève image, une sensation à laquelle j'ai accordé une attention particulière ou un dialogue interne ? »

Dans les cas de dialogues internes, la peur, voire la panique, est déclenchée par le canal auditif, c'est-à-dire par ce que vous vous dites à vous-même en pensée. Très peu de personnes en sont conscientes, mais la pensée est un processus auditif, car lorsque nous pensons, nous entendons une voix dans notre tête. Par exemple, vous vous dites en pensée : « Pourvu que je n'aie pas de crise de panique maintenant ! » ou : « Je n'y arrive pas, je ne peux plus supporter cela ! » Toute personne qui a déjà eu des crises de panique pourra confirmer que de telles pensées ne font habituellement qu'aggraver la peur plutôt que l'atténuer !

Peut-être vous dites-vous maintenant : « Mais je ne peux pas contrôler ces pensées, elles surgissent toutes seules ! » Dans ce cas, vous auriez aussi perçu cette pensée avec votre voix dans votre tête ! Et cette pensée serait alors, elle aussi, très puissante, parce qu'elle vous aurait fait douter, et par conséquent, elle vous aurait volé de l'énergie. Mais heureusement, cette pensée est erronée. Parce que vous pouvez parfaitement contrôler vos dialogues intérieurs. Sauf que jusqu'ici, personne ne vous avait encore montré comment le faire. Mais cela va changer au cours de ce chapitre.

Les peurs à déclenchement kinesthésique résultent de certaines sensations physiques auxquelles nous accordons plus d'attention que normalement. Dès lors qu'on est un patient anxieux, on interprète immédiatement chaque picotement dans le corps, chaque brève tension musculaire et chaque petite crampe d'estomac comme un avertissement de l'imminence d'une crise d'angoisse. Mais c'est justement cet excès d'attention qui active la sécrétion d'adrénaline et d'histamine et ainsi, vous faites en sorte que ces symptômes physiques deviennent encore plus intenses. Si vous n'y prêtiez pas attention, tous ces symptômes disparaîtraient aussi vite qu'ils étaient venus ; c'est d'ailleurs ce qui se produit jour après jour dans la tête de toutes les personnes ne souffrant pas d'anxiété.

Les peurs déclenchées de manière kinesthésique sont particulièrement délicates pour toutes les fonctions du corps qui sont contrôlées de façon automatique par le subconscient. Ainsi, certains de mes patients tentent, par exemple, de contrôler leur respiration. Cela entraînera inévitablement des problèmes, parce qu'on tente de contrôler un processus qui est absolument automatique chez tous les humains dès leur premier souffle. Si nous avions vraiment besoin de penser pour respirer correctement, l'humanité tout entière aurait disparu depuis longtemps. Il est donc logique que les exercices de respiration soient les pires conseils qu'on puisse donner à ce type de patients. Parce qu'au lieu d'apprendre à laisser le corps à nouveau respirer par lui-même comme il en a besoin, on renforce l'accent sur ce qui devrait se produire sans intervention consciente.

Un grand nombre de mes patients affirment au début que chez eux, la peur est uniquement déclenchée par kinesthésie. Ils ne sont pas encore conscients du fait que ces symptômes physiques désagréables sont généralement précédés par un très bref déclencheur visuel ou auditif. Et aussi étonnant que cela puisse paraître, les patients anxieux planifient leur peur. La plupart d'entre eux s'en aperçoivent surtout parce qu'ils se portent bien aussi longtemps qu'ils sont intensément occupés à faire quelque chose. Mais dès qu'ils se demandent si et quand la peur va les saisir à nouveau, les premiers signes apparaissent. Ainsi, le simple fait d'y penser déclenche la crise de panique suivante.

Mais un sentiment d'anxiété est toujours précédé d'une image intérieure et/ou d'un dialogue intérieur. C'est une pensée fugace comme : « J'espère que je ne vais pas avoir une crise de panique maintenant », ou une image mentale fugace où on se voit par exemple allongé sur le sol sans défense ou en train de courir pour fuir un endroit où on a déjà eu une crise.

Ainsi, les patients anxieux planifient la situation désagréable juste avant la crise, soit de manière auditive, soit de manière visuelle. Mais comme beaucoup de gens ne prêtent pas attention à ce qui se déroule dans leur esprit à la vitesse de l'éclair juste avant la survenance de la crise de panique, la première chose qu'elles perçoivent consciemment est la réponse physique à la peur. Cette dernière s'exprime très différemment selon les personnes et se manifeste par exemple sous la forme d'étourdissements, de picotements dans les bras et les jambes, de lourdeur d'estomac, de douleur dans la poitrine ou de palpitations cardiaques.

Cette prise de conscience est très importante, car nombre de mes patients sont convaincus au départ que leurs peurs apparaissent comme un coup de tonnerre dans un ciel bleu et qu'elles ne s'expriment que physiquement. Mais plus vite ils comprennent qu'il y avait effectivement avant cela des dialogues et des images intérieurs négatifs qui ont lancé cette réaction en chaîne de la peur, plus il leur sera possible de la stopper rapidement. Ainsi, les sensations physiques de l'anxiété se manifestent de moins en moins souvent, et avec le temps, elles cessent complètement. Vous trouverez dans les chapitres suivants des techniques avec lesquelles vous pourrez désactiver rapidement ces symptômes physiques désagréables avec un peu d'entraînement. Car plus vous disposez d'outils efficaces dans votre combat contre la peur, plus la peur de la peur disparaîtra.

Mais se limiter aux techniques permettant de stopper les crises serait une erreur. Car ce n'est que si vous éliminez, parallèlement à cela, les véritables déclencheurs, c'est-à-dire votre manière de penser mal entraînée durant des années, que vous pourrez vous débarrasser définitivement de vos peurs. Et c'est justement là où la méthode des 10 affirmations va vous aider. Ceux qui parviennent à planifier la peur de manière à ce que cela déclenche de véritables crises de panique pourront assurément apprendre à planifier de la légèreté pour retrouver ainsi progressivement une vie heureuse.

Par souci d'exhaustivité, je vais également mentionner les peurs déclenchées par l'odorat ou le goût. Moins de 1 % de toutes les peurs et crises de panique sont activées par le canal olfactif (l'odorat) ou par le canal gustatif (le goût). Dans de telles situations, le déclencheur initial a souvent été une expérience traumatisante comme un accident particulièrement grave, un crime violent ou un accident tragique. Une odeur ou une certaine saveur présente lors de cet événement peut alors devenir le déclencheur de crises de panique et de peurs récurrentes.

Dans ce cas, il peut être nécessaire, dans certaines circonstances, d'appliquer non seulement les techniques de ce livre, mais aussi d'effacer ou « d'écraser » ces mémoires olfactives et gustatives à l'aide d'une hypnose médicale. Si vous appartenez à ce groupe relativement restreint de patients anxieux, n'hésitez pas à nous contacter dans notre cabinet. Nous sommes en contact avec plusieurs hypnothérapeutes absolument remarquables et nous vous adresserons volontiers à eux.

Les « casseurs de schémas » : l'arme secrète contre la peur et la panique

La peur suit des schémas précis sans que nous en soyons conscients. Il ne faut pas être sorti de Saint-Cyr pour découvrir ces schémas, et souvent, quelques tests fort simples sont suffisants, comme vous allez le constater. Mais comme chaque personne construit ses peurs d'une autre manière, tous les schémas de peur courants ne s'exprimeront pas avec la même force chez vous. Certains seront très clairs, d'autres non. Concentrez-vous d'abord sur les modèles clairs et élaborez le casseur de schéma correspondant afin d'obtenir de premiers succès le plus rapidement possible.

D'ailleurs, notre langage quotidien est souvent fort utile pour détecter ces schémas. Car de nombreux schémas sont « cachés » depuis des siècles dans des formulations du langage familier. Un bon exemple à cet égard est la pensée en « carrousel ». Nous avons de bonnes raisons de parler de pensées « qui tournent en rond », parce que presque chaque personne mentalement équilibrée peut observer, en y regardant d'un peu plus près, la manière dont le carrousel tourne autour d'elle. Vers la gauche ou vers la droite, comme une roue debout ou comme un disque couché. Ou comme un rouleau qui avance et qui recule, ou comme une spirale qui serpente vers le haut ou vers le bas. Dès que vous aurez identifié votre sens de rotation personnel, vous remarquerez que c'est un schéma qui se répète. Car il tourne toujours dans le même sens.

La prochaine fois que vos pensées se mettront à nouveau à tourner dans votre tête, ce serait le moment idéal pour tester votre premier interrupteur de schéma. Identifiez tout d'abord le sens dans lequel tourne votre carrousel de pensées, puis imaginez-le tournant dans le sens contraire. Portez une attention particulière à ce qui se passe. Ceux qui parviennent à bien se concentrer constateront que le carrousel s'arrête après quelques secondes. Mais justement, au début, concentrez-vous mentalement pendant au moins 10 secondes de plus sur cette rotation dans le sens opposé. Est-ce que vous vous rendez compte à quelle vitesse vous devenez nettement plus calme et détendu ? Pour beaucoup de gens, ce moment où le calme revient dans la tête pour la première fois depuis des semaines, voire depuis des mois, est absolument magique.

Il y a environ 3 ans, une de mes amies a voulu rendre visite à son frère hospitalisé en psychiatrie et m'a demandé de l'accompagner. Ce jeune homme y était interné depuis 5 semaines, parce qu'il avait « paniqué » dans le sens littéral du terme. Le carrousel de pensées qui tournait dans son esprit ne parvenait plus à se calmer, de sorte qu'il avait demandé lui-même à être interné dans un hôpital psychiatrique, de peur de perdre complètement la tête.

Je le connaissais depuis l'enfance, c'est pourquoi il fut disposé à écouter ma question pour le moins inhabituelle lorsque je lui demandai dans quel sens tournaient ses pensées. Avec un geste, il me fit comprendre que son carrousel de pensées tournait vers la droite. Je lui demandai alors d'imaginer intensément le même carrousel, sauf qu'il devait tourner dans le sens contraire aux aiguilles d'une montre. Toute sa concentration devait se focaliser sur la rotation en sens inverse. Il le fit, assis sur une chaise et plongé en lui-même, tandis que je l'observais avec attention. Après une minute à peine, il se mit à sourire, et quelques larmes roulèrent sur ses joues. Il se releva, me prit dans ses bras, me serra très fort et me dit : « La paix est revenue pour la première fois depuis des semaines, là-haut tout est calme. »

À partir de ce jour-là, il travailla avec cette technique chaque fois que ses pensées se mettaient à tourner en rond. Et plus il le fit souvent, plus vite le calme revenait dans sa tête, et plus l'effet était durable. Une semaine plus tard, il put sortir de l'hôpital psychiatrique, et peu de temps après, reprendre normalement son travail.

Un test pour identifier vos déclencheurs de peur personnels

Pour effectuer ce test, vous avez besoin de quelques feuilles de papier et d'un stylo. À titre d'exemple, nous allons maintenant identifier 2 déclencheurs de peur et

2 déclencheurs de bons sentiments. Pour ce faire, nous allons nous pencher séparément sur les 3 principaux canaux de la peur : d'abord l'ouïe, puis la vue, et enfin le toucher. Pour chaque patient anxieux, un canal est impliqué particulièrement fort dans l'apparition de la panique. Malgré tout, il est toujours judicieux d'étudier les 3 canaux de près. Car les peurs ont tendance à passer d'un canal à l'autre dès qu'un schéma anxieux est perturbé. Ce n'est que si vous êtes en mesure de stopper la peur de manière ciblée sur les 3 canaux que vous pourrez surmonter rapidement et durablement votre trouble d'anxiété.

Commençons par les déclencheurs auditifs de la peur. Pour ce faire, notez les 2 phrases qui vous passent le plus souvent par la tête juste avant une crise d'angoisse. Elles pourraient ressembler aux phrases suivantes : « Pourvu que je n'aie pas de crise de panique maintenant, ce serait une catastrophe absolue » ou « Oh mon Dieu ! Maintenant nous allons devoir passer par un tunnel, espérons qu'il n'y aura pas de bouchon. » La phrase suivante est elle aussi très populaire : « Je n'arrive pas à sortir d'ici, je crois que je vais péter les plombs. » Il ne s'agit là que d'exemples, de sorte qu'il est important que vous trouviez vos propres dialogues intérieurs et que vous notiez le plus précisément possible ce qui vous passe « littéralement » par la tête juste avant ou pendant une crise de panique.

Puis notez 2 phrases dont vous vous souvenez bien et qui vous ont rendu très heureux lorsque quelqu'un vous les a dites. Il est important que vous ressentiez toujours intérieurement cette agréable sensation lorsque vous vous souvenez intensément de ces mots. Peut-être pensez-vous à la voix de votre enfant au moment où il vous a dit que vous êtes la meilleure maman ou le meilleur papa du monde. Ou vous rappelez-vous les éloges d'un supérieur qui vous ont vraiment rendu heureux. Certains se souviennent aussi de leurs propres cris et de ceux de leur équipe quand le but décisif a finalement été marqué. Commencez tout de suite et ne continuez à lire que lorsque vous aurez ces 4 phrases devant vous sur le papier.

Vous êtes prêt ? Dans ce cas, écrivez AUDITIF en haut de la feuille et mettez-la de côté.

Prenez une nouvelle feuille et notez maintenant 2 situations dans lesquelles vous avez ressenti une peur ou une panique particulièrement forte et dont vous avez encore les images précises dans la tête. Quand était-ce, et où exactement ? Y avait-il quelqu'un avec vous ou étiez-vous seul ? Que s'est-il exactement passé, qu'avez-vous vu, sans tenir compte du fait que cela ait été réel ou imaginaire ?

Beaucoup de gens se voient par exemple s'évanouir, rouler en voiture en sens inverse ou foncer dans la glissière de sécurité. En réalité, cela ne se produit quasiment jamais, mais le simple fait de l'imaginer est suffisant pour provoquer une peur réelle. Notez également une situation qui a une connotation clairement négative, mais pour laquelle vous n'avez pas eu de crise de panique.

Ce moment peut avoir eu lieu il y a déjà des années, par exemple une violente dispute avec un partenaire, un accident, une défaite particulièrement douloureuse ou quelque chose de similaire.

À nouveau, vous avez besoin d'images positives contraires pour pouvoir effectuer le test correctement. Par conséquent, cherchez dans votre mémoire 2 scènes positives que vous parvenez bien à revisiter mentalement. Beaucoup de gens pensent à la naissance de leur premier enfant, à la réussite d'un examen, à de merveilleuses vacances ou à un rêve qu'elles ont réalisé. Ne choisissez que des souvenirs totalement positifs, par conséquent pas de naissance d'un enfant qui a été dramatique, pas de scène où vous étiez fou amoureux alors que vous n'êtes plus avec cette personne ou que cet amour s'est éteint depuis longtemps, et pas de vacances pendant lesquelles vous avez été en proie à un trouble anxieux.

Peut-être que cette partie vous semblera difficile au début, parce que votre cerveau n'est plus habitué à évoquer des souvenirs totalement positifs. Mais lorsque vous aurez effectué correctement l'exercice des 10 affirmations depuis un certain temps, vous n'aurez plus aucun problème à effectuer cet exercice, parce que votre cerveau aura été bien « recâblé ». Commencez immédiatement et ne lisez la suite que lorsque vous aurez noté les différentes scènes.

Vous êtes prêt ? Dans ce cas, écrivez VISUEL en haut de la feuille et mettez-la de côté, elle aussi.

Maintenant, il manque encore les déclencheurs kinesthésiques. Pour ce faire, notez sur une nouvelle feuille, titrée KINESTHÉSIQUE, tous les sentiments désagréables que vous pouvez percevoir clairement dès que la peur monte à nouveau en vous. Laissez 2 lignes vides entre chaque sentiment et le suivant, nous en aurons besoin ultérieurement.

Ne notez pas de palpitations ici, même si elles sont la sensation la plus forte. Les palpitations ne sont qu'une conséquence d'une sécrétion d'adrénaline et disparaissent d'elles-mêmes dès que vous travaillez activement sur vos « casseurs de schémas ». En outre, un rythme cardiaque plus rapide n'est généralement pas dangereux pour votre santé, même si votre ressenti est contraire à cet instant-là. Votre cœur bat aussi très rapidement lorsque vous pratiquez intensément un sport, que vous avez des rapports sexuels passionnés ou que vous regardez un film palpitant. Or, le sport est bien connu pour avoir un effet positif sur la santé, car le cœur n'est finalement rien de plus qu'un muscle. Et plus il est sollicité, plus il devient fort. Et que l'accélération de votre cœur ait été provoquée par l'adrénaline ou par un sprint de 100 mètres n'a aucune importance, car dans les deux cas, vous entraînez votre muscle cardiaque et vous le rendez plus fort.

Par conséquent, il vaut mieux que vous notiez tous les autres symptômes physiques que vous pouvez ressentir lors d'une crise d'angoisse. Par exemple, une sensation de vertige, des picotements dans les bras ou les jambes, une sensation d'oppression dans la poitrine ou une boule dans la gorge. Décrivez cette sensation aussi précisément que possible, en accordant aussi une attention particulière à sa direction et à sa température. Par exemple, si vous ressentez un picotement dans les bras, notez s'il se déroule du bas vers le haut ou du haut vers le bas, et s'il vous donne plutôt une sensation de chaleur ou de froid. Et si une couleur associée vous vient spontanément à l'esprit, par exemple le rouge, notez-la également. Plus vous parvenez à attribuer de détails à cette sensation, plus il vous sera facile plus tard de la stopper en quelques secondes. Par exemple, une pression sur la zone de l'estomac peut aller de l'intérieur vers l'extérieur ou de l'extérieur vers l'intérieur. Elle peut s'exprimer de manière lancinante comme un couteau ou de manière plus sourde, comme un coup de poing. Un vertige peut être ressenti sous forme tourbillonnante ou sous forme de balancement et là aussi, on pourra identifier un sens : rotation à gauche ou à droite, balancement en avant et en arrière ou à gauche et à droite.

Il est fort probable que vous ne parviendrez à décrire correctement ces sensations que la prochaine fois qu'elles se produiront et que vous les aurez alors observées tout à fait consciemment. Si cela devait être le cas, ne notez les sensations que lorsqu'elles seront apparues. À cet effet, conservez autant que possible la feuille avec le titre « kinesthésique » à portée de la main, et considérez la prochaine crise de panique comme ce qu'elle est : une bonne occasion pour démasquer le dernier point faible de votre peur personnelle, afin de la combattre à ce niveau avec un total succès.

Comment démasquer les points faibles de votre peur

Faites en sorte que rien ni personne ne puisse vous déranger pendant quelques minutes. Installez-vous confortablement et prenez la feuille comportant le titre « auditif ». Pour beaucoup de mes patients, le test suivant est tout d'abord assez agaçant et certains d'entre eux ont besoin d'un bon moment pour être assez concentrés pour pouvoir vraiment écouter à l'intérieur d'eux-mêmes de manière ciblée. Mais tout le monde finit par y arriver ; il suffit de prendre assez de temps pour trouver ce point faible particulièrement important de la peur. Par conséquent, soyez patient avec vous-même.

Commencez par lire en silence, donc en pensée, les 2 phrases que vous avez notées au sujet de vos peurs. Vous trouverez peut-être cela étrange, mais tentez de percevoir si vous entendez ces phrases plus distinctement d'un côté précis. Avec l'oreille gauche ou la droite ? Si vous ne parvenez pas immédiatement à déterminer un côté, répétez les phrases jusqu'à ce que la tendance vers un côté soit clairement perceptible. Certaines personnes parviennent plus facilement à attribuer les phrases négatives à un côté en fermant les yeux pendant ce test. Si vous percevez les phrases exactement au milieu de votre tête, testez de quel côté vous parvenez plus facilement à déplacer ces dialogues intérieurs et de quel côté vous ne parvenez pas vraiment à les « pousser ». Notez ensuite si vous avez clairement perçu les phrases négatives à gauche ou à droite dans votre tête.

Répétez maintenant ce test avec les 2 phrases positives. Étonnamment, environ 91 % de mes patients ont rapidement pu constater deux choses. Tout d'abord, qu'ils entendaient en effet plus clairement les pensées d'un côté que de l'autre, et ensuite que le côté change selon qu'il s'agit de pensées positives ou négatives.

Si vous deviez faire partie des rares personnes qui ne parviennent toujours pas à déterminer clairement un côté dans chaque cas, ce n'est pas grave. Cela signifie simplement que vous privilégiez d'autres canaux pour votre peur, et pour cela aussi, il y a des techniques et des tests appropriés que nous allons également aborder dans ce livre. Effectuez malgré tout ce petit test jusqu'à la fin, car ce faisant, vous pourriez peut-être encore avoir une surprise.

En effet, les personnes très attentives parviennent assez rapidement à constater, tout du moins subjectivement, qu'elles séparent les bonnes et les mauvaises pensées par hémisphères. Des observations menées dans mon cabinet ont montré qu'environ 51 % de mes patients entendent les mauvaises pensées plutôt à gauche et les bonnes pensées, plutôt à droite. Pour 42 % d'entre eux, c'est exactement l'inverse. Une autre tendance se dessine clairement ici, à savoir que les différents états émotionnels sont manifestement perçus de préférence dans des hémisphères différents.

Maintenant, prenez la feuille portant le titre « visuel » et répétez le test, tout d'abord avec les images négatives, puis avec les images positives. Ceux d'entre vous, pour lesquels une séparation des hémisphères cérébraux était déjà clairement visible au niveau auditif, pourront probablement facilement constater cette séparation pour les images. Vous entendez et vous voyez les choses négatives d'un côté et les choses émotionnellement négatives ou neutres de l'autre côté.

Si vous éprouvez encore des difficultés au niveau de l'ouïe, il est tout à fait probable que vous puissiez identifier un « bon » et un « mauvais » côté pour la vue, car il est probable dans ce cas que vous vous orientiez davantage vers le canal visuel que vers le canal auditif. Souvent, il devient également plus facile à la seconde tentative de localiser l'écoute en conséquence.

Environ 7 % de mes patients ne parviennent à identifier de côté « privilégié », ni pour les images intérieures ni pour les dialogues intérieurs. Ils ressentent tout au centre. Ce phénomène peut surtout être observé chez les personnes dont le trouble d'anxiété s'est déjà transformé en une dépression. Ces patients souffrent alors généralement de troubles du sommeil, ainsi que d'une dépression matinale. Cela signifie que leur humeur est habituellement nettement moins bonne le matin que le soir. Ne vous laissez pas décourager par cela, parce qu'il existe aussi une technique pour vous et j'en parlerai plus tard.

De plus, chez la grande majorité de mes patients pour lesquels une séparation entre le bon et le mauvais côté est perceptible, les images négatives et les dialogues intérieurs néfastes se trouvent du même côté. De plus, seules 2 personnes sur 100 séparent la perception auditive de la perception visuelle. Elles perçoivent alors les images négatives du côté gauche, mais les mauvais dialogues intérieurs à droite, ou vice versa. Toutefois, cela n'a pas de conséquence sur l'efficacité de la technique exposée ci-après. Par conséquent, testez tout d'abord tranquillement ce que vous percevez et où, puis adaptez éventuellement les exercices qui suivent à votre cas.

Outre le sens de rotation de nos pensées qui tournent en rond, vous connaissez maintenant un autre schéma suivi par notre cerveau pour produire des pensées positives ou négatives : nous faisons mentalement une séparation entre le bon et le mauvais côté. Dans le chapitre suivant, vous apprendrez à utiliser ces schémas de manière ciblée pour vous libérer rapidement de l'anxiété et de la panique. À l'aide de « casseurs de schémas » supplémentaires, vous reprendrez peu à peu le contrôle de votre cerveau, jusqu'à ce que vous puissiez enfin à nouveau vivre sans crainte ni panique.

Remarque importante : environ 4 patients sur 100 réagissent de manière paradoxale aux exercices suivants dans les 2 ou 3 premiers jours. Tandis que 96 % constatent rapidement une nette amélioration, quelque 4 % réagissent par de l'agitation. Mais cette dernière se calme presque toujours au bout de quelques jours et les exercices fonctionnent d'autant mieux ensuite.

Les techniques pour stopper les peurs à déclenchement visuel

Remarque préalable : je parlerai toujours d'images ou de scènes qu'il vous faudra revoir mentalement. Il peut s'agir de souvenirs de quelque chose que vous avez déjà vécu, mais aussi de choses ou de situations imaginaires. Un mélange des deux est également possible. En règle générale, vous verrez comme un film qui se déroule dans votre tête et dans lequel les scènes empreintes de peur passent généralement beaucoup plus vite que les scènes neutres ou positives. Certaines personnes auront besoin d'un peu de pratique et de concentration pour percevoir consciemment ce que leur cerveau faisait jusque-là de manière totalement automatique. Là aussi, soyez patient avec vous-même si cela ne fonctionne pas dès la première tentative. Dans mon cabinet, l'expérience a montré que quasiment tout le monde est capable, tôt ou tard, de percevoir consciemment ces processus pour être en mesure de les modifier activement à l'étape suivante.

La technique visuelle du déplacement

Choisissez une scène négative que vous parvenez particulièrement bien à visualiser, peu importe si vous l'avez déjà vécue réellement ou si elle ne s'est déroulée jusqu'à présent que dans votre imagination. Il peut également être utile de fermer les yeux pendant cet exercice. Identifiez le côté de votre tête dans lequel cette image apparaît, puis tentez de la pousser de l'autre côté (le positif). Faites cet exercice tout de suite et observez tout simplement ce qui se passe. Ne vous inquiétez pas, vous ne pouvez pas vous tromper. Il s'agit tout d'abord seulement de comprendre ce que votre cerveau fait, quand, où et comment.

Si possible, ne continuez à lire qu'après avoir effectué cet exercice, afin que les lignes suivantes n'influencent pas votre perception. Et maintenant, visualisez une scène nettement négative. Et dès qu'elle est clairement visible sur votre côté négatif, essayez de la pousser sur le bon côté.

Vous avez effectué l'exercice ? Qu'avez-vous pu constater ? Pour la plupart des gens, cette image sera restée « accrochée » au milieu, comme si elle refusait de se déplacer de l'autre côté de la tête. C'est tout à fait normal, parce que votre cerveau n'a jamais appris à visualiser des images négatives dans l'autre hémisphère.

Les personnes particulièrement douées sur le plan visuel parviennent, dès ce stade précoce, à déplacer les images. Si cela devait être votre cas, vous aurez constaté que l'image a été contrainte de se modifier elle-même pour pouvoir être déplacée. La scène chargée de connotations négatives s'est pour ainsi dire transformée, afin qu'on puisse clairement la percevoir du bon côté. Elle a, au minimum, dû devenir émotionnellement neutre, voire positive. Si vous avez par exemple perçu sur le côté gauche une scène dans laquelle vous êtes assis dans une voiture, transi de peur, vous percevrez à droite une situation où vous pourrez vous asseoir normalement dans cette voiture, comme c'était probablement le cas lorsque vous n'aviez pas encore de trouble anxieux.

L'astuce est de ne pas s'accrocher aux images négatives, mais au contraire, de leur permettre de changer. Un aspect intéressant est qu'il n'est pas nécessaire de savoir comment elles changent. Vous pouvez tout simplement regarder votre cerveau au travail, et vous aurez probablement du mal à croire la facilité avec laquelle il ne voit que des scènes négatives d'un côté, alors que de l'autre côté, il n'est capable de générer que des scènes neutres ou positives.

Certains des patients qui tentent vainement depuis des décennies de se débarrasser de leur peur ne parviennent pas de prime abord à employer la technique du déplacement. Mais à l'aide d'un autre exercice préparatoire, ils parviendront également à surmonter cet obstacle. Imaginez dans ce cas que vous voyez en pensée un téléviseur posé sur un chariot. Le téléviseur est encore éteint. Maintenant, entraînez-vous à déplacer cette image de gauche à droite et inversement. Faites glisser mentalement ce téléviseur imaginaire posé sur son chariot tout à gauche et tout à droite jusqu'à ce que vous ayez le sentiment que cela fonctionne bien. Ensuite seulement, laissez le téléviseur en place du côté négatif et allumez-le avec votre imagination. Faites apparaître à l'écran un souvenir clairement négatif, idéalement une scène de votre feuille intitulée « visuel », puis faites à nouveau glisser le téléviseur du côté positif. Lorsqu'il traverse le centre de votre champ de vision, un bruit blanc apparaît brièvement à l'écran, puis l'image change. Observez ce qui se passe maintenant. L'écran reste-t-il noir ou la scène apparaît-elle dans une version neutre ou même positive ? Même si l'écran est tout d'abord noir, ce sera déjà un énorme succès, parce que vous aurez appris de cette manière comment empêcher votre cerveau de faire apparaître des images négatives.

Vous venez ainsi d'apprendre une première technique efficace d'interruption. Plus vous vous entraînerez à ce déplacement, plus votre cerveau automatisera cette nouvelle manière de gérer les images empreintes de peur. Et même si, au début, l'image négative ne fait « que » disparaître du côté positif, vous constaterez au fil du temps que votre cerveau commencera bientôt de lui-même à faire apparaître de plus en plus de scènes agréables du côté positif.

Beaucoup de gens voient alors par exemple sur le côté gauche une image où elles sont les victimes sans défense d'une crise de panique et sortent d'un supermarché en courant sans avoir effectué leurs courses. Mais dès qu'elles déplacent cette image vers la droite, cette dernière se modifie et ces personnes se voient sortir du supermarché, satisfaites, leur chariot débordant d'achats. Ou bien elles se voient du mauvais côté en train de courir pour chercher désespérément des toilettes parce que leurs intestins s'affolent à nouveau. Du bon côté, en revanche, elles se voient de bonne humeur en train de se promener dans une zone piétonne et faire du lèche-vitrine.

Pourquoi cette technique si simple fonctionne-t-elle et quelle est la base neurophysiologique qui la sous-tend ?

Le déplacement du mauvais côté vers le bon côté est un interrupteur de schéma qui agit directement sur la sécrétion d'adrénaline et d'histamine. Votre cerveau s'est entraîné depuis de nombreuses années à sécréter ces deux neurotransmetteurs lorsque vous « appuyez » sur un déclencheur correspondant. Il peut s'agir d'une image de peur, d'un dialogue interne négatif ou de la concentration sur une sensation physique désagréable. Le schéma sous-jacent est que cela se déroule de préférence sur un côté de la tête. C'est pourquoi le simple déplacement de votre concentration sur l'autre moitié de la tête suffit à casser ce modèle auquel vous étiez entraîné depuis des années. Grâce à cela, votre cerveau cesse automatiquement de sécréter de l'histamine et de l'adrénaline, et par conséquent, tous les symptômes physiques négatifs déclenchés par ces messagers disparaissent.

Une alternative à la technique visuelle du déplacement : la technique du zoom

Ceux qui parviennent à bien voir les images, mais qui ne parviennent pas à les déplacer d'un côté à l'autre, peuvent utiliser une autre technique. Et bien sûr, cette seconde technique est également adaptée pour les personnes pour lesquelles le déplacement fonctionne déjà bien. Nous appellerons cela la « technique du zoom ». Les personnes chez lesquelles le trouble anxieux s'est déjà transformé en une dépression ont d'ailleurs souvent nettement plus de succès avec cet exercice qu'avec la technique du déplacement. La meilleure manière d'expliquer cette technique du zoom est d'utiliser un exemple issu de mon cabinet de consultation.

Un jeune homme est venu me consulter parce qu'il ne parvenait plus à conduire sa voiture sur l'autoroute. Nous avons constaté que le déclenchement de sa peur était surtout visuel. Dès qu'il lui fallait choisir entre le chemin le plus rapide pour rentrer chez lui, c'est-à-dire celui qui passe par l'autoroute, et le chemin en apparence le plus sûr, mais nettement plus long et qui passe par des routes de campagne, une image apparaissait dans son esprit à la vitesse de l'éclair. Il se voyait victime d'une crise de panique sur l'autoroute, puis à l'arrêt sur la voie d'urgence avec les feux de détresse en attendant que la crise se passe. Il planifiait donc littéralement à l'aide d'une « image de peur » qu'il allait revivre une situation désagréable s'il optait pour l'autoroute. C'est pourquoi il choisissait de plus en plus souvent la route sinueuse qui passait à travers les villages, jusqu'à éviter complètement l'autoroute, alors qu'il n'avait fait qu'une seule fois l'expérience d'une crise de panique.

Environ deux ans plus tard, son itinéraire « bis » fut fermé pendant plusieurs mois en raison d'importants travaux de réparation, et l'autre détour possible qui lui aurait évité l'autoroute ne lui aurait pas coûté 20 minutes de plus par jour, mais 1 heure. Comme ce jeune homme avait calculé que le détour de 20 minutes lui avait déjà coûté chaque année 83 heures de son précieux temps et qu'il n'était pas prêt à perdre désormais 3 fois plus de temps, tout cela parce qu'il ne parvenait pas à contrôler sa peur, il prit rendez-vous dans notre cabinet. En collaboration avec lui, j'ai tout d'abord conçu une image positive opposée dans laquelle régnaient à nouveau le succès et la légèreté au lieu de la peur. Dans cette « image cible », il se voyait quitter fièrement l'autoroute pour arriver chez lui 5 minutes plus tard et profiter du temps libre qu'il venait de récupérer dans sa vie.

Puis, je lui ai demandé de visualiser l'image de la peur avec précision, et dès qu'il put la percevoir mentalement, je lui ai demandé de se concentrer uniquement sur la façon dont l'image devenait rapidement de plus en plus petite. Et dès qu'il eut « dézoomé » l'image de la peur au point qu'elle n'était devenue qu'un tout petit point, il devait voir très vite et exactement à ce même endroit l'image cible dont nous avions discuté précédemment. Elle devait s'ouvrir à l'instar d'une fenêtre pop-up sur un ordinateur, et persister dans son esprit, grande, colorée et sympathique. C'était comme un aperçu de son avenir parfait, dès qu'il pourrait à nouveau rouler librement et sans crainte sur l'autoroute.

Ensuite, je lui demandai de penser à nouveau à l'image de la peur et de la réduire immédiatement jusqu'à ce qu'elle ne soit plus qu'un tout petit point à partir duquel il faisait à nouveau apparaître en zoom avant l'image positive en très grand format. Je le laissai percevoir durant quelques secondes la bonne énergie de l'image cible, puis je lui demandai de répéter le processus.

Au total, j'ai demandé 7 fois à ce jeune homme de dézoomer l'image de la peur puis d'ouvrir en très grand format l'image cible colorée dans son esprit. À la fin de l'exercice, je lui demandai de garder à l'esprit l'image cible aussi longtemps qu'il le voudrait.

Lorsque je lui demandai ensuite comment il avait vécu l'exercice et s'il avait remarqué quelque chose, il me répondit, assez surpris : « Lorsque j'ai voulu revenir à l'image de la peur pour la quatrième fois, je ne parvenais plus vraiment à la percevoir – je voyais juste encore quelque chose rétrécir jusqu'à devenir un point minuscule, puis la belle image cible s'est ouverte automatiquement. »

Nous avons convenu qu'il allait désormais toujours utiliser cette technique lorsque l'image de la peur s'annonçait. De plus, il travailla selon les principes de la méthode des 10 affirmations et de la technique des 5 canaux avec l'affirmation suivante : « J'aime conduire ma voiture sur l'autoroute. »

Moins de 3 semaines plus tard et suivant une impulsion intérieure, il a repris l'autoroute pour la première fois pour rentrer chez lui et il a été surpris de constater à quel point cela lui avait été facile. À partir de ce jour-là, il a repris cette route tous les jours jusqu'à ce que même le léger sentiment de malaise qui persistait de temps à autre ait lui aussi complètement disparu. Ainsi, il put à nouveau rouler partout sans la moindre sensation de peur.

La technique du ralenti

Il existe une autre technique dans laquelle le « bon » et le « mauvais » côté n'ont pas d'importance. J'aimerais également vous inviter à la tester, même si les précédentes ont bien fonctionné pour vous. Car plus vous disposerez d'armes dans votre combat contre la peur, plus vous vous sentirez confiant et plus tôt vous aurez la certitude d'être assez fort pour mettre progressivement fin au comportement d'évitement que vous aviez mis en place.

Cette technique est appelée la « technique du ralenti » et est fondée sur le fait que les images de la peur passent généralement très vite dans notre cerveau. Dans le chapitre intitulé « Les deux niveaux d'une thérapie de l'anxiété couronnée de succès », p. 100, j'ai déjà illustré cela avec l'exemple d'une sortie au cinéma. Si vous regardez un thriller, vous sursautez surtout lorsque quelque chose arrive rapidement. Mais si de telles scènes se déroulaient nettement moins vite, donc au ralenti, ces mêmes images ne parviendraient guère plus à vous faire peur. La peur à déclenchement visuel présente donc un point de vulnérabilité absolue : elle ne fonctionne que dans la vitesse. Je vais vous montrer, à l'aide d'un exemple vécu dans mon cabinet de consultation, comment cette technique du ralenti exploite précisément cette vulnérabilité pour éliminer les peurs en quelques secondes.

En janvier 2015, j'ai reçu en consultation une jeune femme de 27 ans qui souffrait de graves crises d'angoisse et de pensées intrusives. Quatre années de thérapie ne lui avaient rien apporté et les antidépresseurs qu'elle prenait depuis près de trois ans n'avaient eu qu'un seul effet : la faire grossir de 30 kilos. Elle me raconta que tout avait commencé alors qu'elle était sur le point d'entrer dans le métro de Berlin peu après son 23e anniversaire, pour rendre visite à son ami. Soudain, une image est apparue en un éclair dans son esprit, une courte scène où elle se voyait se jeter devant le train qui arrivait et se faire écraser par lui. Elle en fut terriblement effrayée et craignait depuis lors que cet incident puisse se reproduire. Et plus sa peur était grande, plus la fréquence à laquelle cette image apparaissait dans sa tête augmenta au cours des semaines suivantes. Elle n'était absolument pas suicidaire, et pourtant, elle évita de plus en plus le métro et le tramway ; plus tard encore, la simple vue des rails fut suffisante pour provoquer en elle une crise de panique. Plus elle optait pour un comportement d'évitement, plus la peur d'être un jour capable de se faire du mal à elle-même grandissait.

Je lui demandai ce qui déclenchait précisément sa peur et elle m'expliqua que c'était toujours cette image qui apparaissait dans son esprit à la vitesse de l'éclair : la scène dans laquelle elle se jette sous le train. Lorsque je lui ai demandé si elle avait déjà imaginé cette scène dans un ralenti extrême, elle me regarda, effarée, et s'empressa de me répondre : « Bien sûr que non, ce serait terrible ! » Je lui demandai comment elle pouvait savoir que ce serait terrible, puisqu'elle n'avait jamais essayé. Je lui dis alors d'une voix traînante : « Imaginez que le moment du saut serait tellement lent qu'il vous faudrait 10 minutes entre la première contraction musculaire et le moment où vous toucheriez finalement les rails. Après 5 minutes environ, vous flotteriez dans l'air et vous vous déplaceriez millimètre par millimètre vers le bas, vers les rails. Pendant ce temps, vous auriez suffisamment de temps pour regarder tranquillement comment le métro avance vers vous, également millimètre par millimètre, tandis que le visage effaré du conducteur se déformerait très lentement en une étrange grimace. »

Je pus observer comment ma patiente suivait ma description des images. Puis elle me dit, un peu déconcertée, que tout cela était stupide, puisque cela n'avait fait surgir aucune peur. Elle n'avait pas encore réalisé à ce moment-là que cette même scène qui l'empêchait depuis des années de monter dans un métro ne provoquait plus aucune peur en elle lorsqu'elle la faisait se dérouler suffisamment lentement.

Elle ne comprit que progressivement qu'elle pouvait choisir si les images allaient passer dans son esprit à la vitesse de l'éclair ou si elle allait les observer longuement.

Ce même après-midi, elle descendit pour la première fois depuis des années les marches qui menaient au métro. Bien sûr, la terrible image apparut aussitôt, mais elle se força à ne pas la supprimer et, au contraire, à la laisser se dérouler très lentement. Et elle parvint effectivement à rester sur le quai et à attendre l'arrivée du métro. Quand les portes s'ouvrirent, elle monta courageusement et parcourut pour la première fois depuis longtemps les quatre stations qui la séparaient de son domicile. Très fière de ce résultat, elle s'entraîna désormais tous les jours à ce nouveau comportement. Durant la première semaine, les images désagréables apparurent encore tous les jours. Durant la deuxième semaine, elles n'apparurent que 3 fois et une seule fois durant la troisième semaine. À partir de la quatrième semaine, les images ne revinrent plus jamais, parce que son cerveau avait appris que les images rapides de la peur n'étaient plus acceptées.

Une seule séance et une seule technique se sont montrées plus efficaces que toutes les années de thérapie et tous les médicaments inutiles. Après qu'elle eut réussi à supprimer progressivement ces derniers, elle n'eut plus aucun problème pour perdre du poids, et aujourd'hui, seuls 6 kilos la séparent de son poids de rêve.

La plupart des gens pensent qu'ils doivent distraire leur attention lorsque la peur les assaille et de nombreux thérapeutes continuent malheureusement de considérer ce comportement comme correct et approprié. Mais les pensées ou les images anxiogènes envoyées au loin par les techniques de dérivation reviennent. Elles attaquent la personne encore et encore. Dans la partie du chapitre 4 intitulée « La dérivation », p. 98, j'ai comparé cela à un boomerang qui, après avoir été jeté, revient encore et encore heurter la tête de celui qui l'a lancé.

Ma citation préférée d'Albert Einstein que j'ai présentée au début de ce livre est à nouveau particulièrement appropriée ici :

> *La folie est de toujours se comporter de la même manière tout en souhaitant obtenir un résultat différent.*

Laissez les pensées et les images négatives là où elles sont et gardez le contrôle. Une chose que vous retenez ne peut pas vous agresser et ainsi, vous pouvez enfin commencer à prendre des mesures pour la contrecarrer. Et lorsque vous serez parvenu à modifier ces images et ces pensées de manière à ce qu'elles n'aient plus d'effet effrayant, il ne faudra plus que quelques semaines pour que votre cerveau ait totalement automatisé ce nouveau comportement plus agréable.

La technique pour stopper les peurs déclenchées par des dialogues internes

Vous avez déjà appris au chapitre « Les "casseurs de schémas" : l'arme secrète contre la peur et la panique », p. 143, la méthode avec laquelle vous pouvez mettre à l'arrêt votre carrousel de pensées.

Mais il existe d'autres techniques formidables avec lesquelles vous pouvez influencer vos dialogues intérieurs pour stopper le mécanisme de la peur et de la panique, ainsi que les réactions physiques qui y sont associées.

La technique auditive de glissement

Tout comme les images, vos dialogues intérieurs, donc vos pensées, peuvent être déplacés d'un côté à l'autre. N'hésitez pas à faire l'essai ! Sélectionnez une phrase anxiogène sur votre feuille portant le titre « auditif » et trouvez d'abord de quel côté vous l'entendez plus clairement. Puis déplacez-la de l'oreille négative jusqu'à l'oreille positive. Quel est le changement que vous percevez en premier ? Est-ce que vous remarquez déjà que cette même phrase négative, lorsqu'elle a été poussée du côté positif, ne peut plus être entendue ou alors qu'elle a l'air faussée, déformée et peu plausible ?

Beaucoup de mes patients disent que même le contenu des mots change dès qu'ils se concentrent uniquement sur la « bonne oreille ».

Cette technique fonctionne également très bien pour les dialogues que nous avons eus avec quelqu'un d'autre et dont nous nous souvenons. Il y a longtemps déjà, un ami m'a dit quelque chose de très blessant que j'ai gardé gravé dans ma mémoire durant de nombreuses années. Lorsque je me suis aperçu que j'entendais toujours ses paroles du côté droit, je les poussai plusieurs fois délibérément sur le côté gauche et me concentrai pour ne plus entendre sa voix que dans mon oreille gauche. La voix obtint immédiatement un ton plus amical dans ma tête, et ces mots autrefois blessants provoquaient soudain une sensation tout à fait différente. Je compris pour la première fois qu'il avait exprimé cette « critique » dans le seul but de me protéger de quelque chose de désagréable. Depuis lors, notre relation est à nouveau beaucoup plus détendue, et nous nous retrouvons aussi plus souvent.

Comme je l'ai déjà mentionné, le côté où vous entendez les pensées négatives ne doit pas nécessairement être le même que celui où vous voyez les images négatives. Environ 2 % des personnes perçoivent les images négatives à gauche et les mauvais dialogues intérieurs à droite, ou vice versa. Par conséquent, testez ce que vous percevez et où vous le percevez, et déplacez-le en conséquence de l'autre côté.

Mon épouse et moi avons effectué ce test avec plus de 3 000 personnes. Nous ne cessons de nous émerveiller de la rapidité de ses résultats, et nous sommes étonnés de constater que cette technique n'ait pas été plus largement diffusée dans les milieux des thérapeutes. À peine 7 % de mes patients ont refusé d'utiliser cette technique ou bien n'ont pas pu l'utiliser, tandis que les 93 % restants ont immédiatement compris son incroyable potentiel et utilisent depuis lors cette méthode pour une vie meilleure et sans peur. Mais pour les 7 % restants, il existe une technique avec laquelle la plupart pourront surmonter leur peur tôt ou tard, et cette technique est même très amusante.

La technique du pitching

Un autre interrupteur de schéma également très efficace pour les peurs à déclenchement auditif est la technique dite du « *pitching* ». Dans mon cabinet, elle a permis à 8 patients sur 10 d'obtenir immédiatement une réduction significative de leurs peurs.

Tout comme la peur à déclenchement visuel, la peur déclenchée par des dialogues internes a un point faible qui est du domaine de la vitesse. Le mot *pitching* vient de l'anglais et signifie en particulier « accorder un instrument » ou « modifier la tonalité ». Si vous laissez l'enregistrement d'une voix passer plus vite ou plus lentement, le ton de la voix change. Si l'enregistrement passe plus vite que la normale, la voix devient plus aiguë et plus frénétique, tandis que si l'enregistrement passe plus lentement, la voix devient plus grave et plus indolente.

Lorsque vous pensez quelque chose, vous entendez dans la plupart des cas votre propre voix parler dans votre tête. Et comme c'est votre voix, vous faites de prime abord confiance à ce que vous venez de vous dire. Auriez-vous la même confiance si c'était une voix aiguë et grêle de souris ou une voix très grave de monstre qui vous parlait ? Probablement pas !

Nous n'avons confiance qu'en ce que nous connaissons. Si quelque chose nous semble inconnu, nous actionnons une instance critique entre la pensée et l'action, et nous remettons en question le contenu de ce que nous avons entendu. Malheureusement, nous ne le faisons pas automatiquement lorsque nous entendons notre propre voix dans notre tête. Et ce serait justement nécessaire chez les patients anxieux, afin de démasquer et de désamorcer le plus rapidement possible toutes les pensées anxiogènes. C'est justement là que la technique du *pitching* leur vient en aide.

Dès que vous vous rendez compte que vos pensées vous plongent à nouveau dans la peur, imaginez tout simplement un personnage ridicule de bande dessinée qui prononcerait ces pensées à votre place. Avec cette technique, vous continuerez d'entendre des phrases négatives comme : « Tout ça est trop pour moi, je n'y arriverai jamais », mais vous imaginerez qu'elles sont prononcées par une voix totalement déformée, par exemple avec la voix nasillarde de Donald Duck ou la voix grinçante et théâtrale d'une Minnie Mouse maniérée.

Cette technique, assez simple et souvent très drôle, fonctionne particulièrement bien parce que notre cerveau n'est pas capable de ressentir simultanément deux émotions opposées. Soit un dialogue intérieur nous fait peur parce que nous l'entendons avec notre propre voix, soit il est ridicule parce qu'un personnage idiot de dessin animé essaie désespérément de nous plonger dans un état de panique. Certains patients, principalement des personnes plus âgées, se plaignent au début de ne plus prendre leur peur au sérieux. Mais une fois qu'ils ont découvert cette technique en eux, ils comprennent rapidement que c'était justement le fait de « prendre leur peur au sérieux » qui était l'une des principales raisons pour lesquelles leur trouble anxieux avait réussi à se propager autant.

On peut comparer la peur avec un petit enfant qui se jetterait en hurlant et en colère sur le sol d'un centre commercial parce qu'il n'a pas eu les bonbons qu'il voulait. Si vous prenez l'enfant trop au sérieux dans sa réaction d'opposition, il en conclura qu'il a réussi, et vous pouvez parier qu'il optera souvent pour ce comportement à l'avenir. Mais si vous ignorez le comportement de l'enfant, la phase d'opposition se terminera bientôt et vous aurez à nouveau un enfant qui demandera sagement s'il peut avoir une sucrerie.

Finalement, c'est à vous de choisir la technique que vous utiliserez pour casser les schémas de votre anxiété. Certains apprécient la technique du déplacement et sont fascinés par la façon dont le cerveau commence tout seul à reformuler les pensées négatives en pensées positives, tandis que d'autres trouvent qu'il est plus facile de garder l'idée originale, mais de la ridiculiser avec la technique du *pitching*, au point que les mots ne peuvent plus déployer leur énergie négative.

Avec un peu de pratique, vous pourrez intégrer chacune de ces techniques dans votre vie quotidienne et vous verrez que vous ne serez plus livré sans défense à vos pensées anxiogènes.

De plus, nombre de mes patients utilisent aussi le canal visuel comme auxiliaire dans la technique du *pitching*. Pour ce faire, ils s'imaginent que ce personnage ridicule de dessin animé ne se met pas à parler dans leur tête, mais qu'il saute hors de leur tête et déambule devant eux en gesticulant d'une manière extravagante. Plus le personnage a l'air idiot et plus la voix est comique, mieux cette technique fonctionne. Que vous imaginiez Mickey Mouse, un Schtroumpf ou des Minions ne dépend que de vous. Moins vous pourrez prendre le personnage au sérieux, mieux ce sera. La seule chose qui importe est que ce personnage vous dise exactement la même chose que vous vous diriez vous-même dès que votre peur vous menace à nouveau. Il ne s'agit pas que quelqu'un vous fasse de beaux discours, mais de vous rendre compte comment vos propres pensées vous ont inspiré la peur. Car bien que ce soient exactement les mêmes mots, elles n'ont plus de pouvoir sur vous dès que vous les entendez prononcées par la voix d'un Schtroumpf ou d'un Minion. Ou bien accepteriez-vous sérieusement qu'un tel personnage vous dise comment vous devez vous sentir ?

En psychologie, on appelle « dissociation » cette manière de modifier les pensées. Se dissocier signifie s'éloigner de quelque chose pour pouvoir l'observer avec un œil critique à partir d'une certaine distance. Ainsi, il est beaucoup plus facile de vérifier si ce dont on est en train de se persuader correspond à la vérité ou si cela ne se transforme en une vérité que parce que nous croyons ces balivernes. Récemment, un patient auquel j'avais enseigné la technique du *pitching* est arrivé à la session suivante, transporté de joie, et m'a montré un petit personnage sorti d'un œuf surprise. C'était un petit Schtroumpf avec une faux qui symbolisait sa peur permanente de la mort et de la maladie. Il m'a raconté qu'il avait constamment ce petit personnage sur lui, afin qu'il lui rappelle de ne plus écouter ses dialogues intérieurs angoissés qu'avec une voix de Schtroumpf. Et en effet, il ne pouvait s'empêcher de sourire spontanément dès qu'il commençait à projeter ses pensées négatives sur cette petite faucheuse à la voix de fausset. Les mêmes pensées qui, une semaine plus tôt, lui provoquaient encore une terrible sécrétion d'adrénaline, le faisaient désormais simplement sourire.

La technique pour stopper les peurs déclenchées par des sensations physiques

En janvier 2014, une dame de 72 ans, qui m'avait auparavant raconté au téléphone qu'elle avait une peur terrible de faire une chute, vint nous voir dans notre cabinet. Dès qu'elle pénétra dans le couloir, je remarquai qu'elle prenait appui sur le mur pour trouver un soutien. Lorsqu'elle entra dans la salle de traitement, elle saisit immédiatement le dossier de la chaise la plus proche et s'y cramponna convulsivement. Lorsque je lui demandai pourquoi, elle me répondit qu'elle souffrait d'ataxie de la démarche (un vertige permanent lors de la marche qui se produit souvent chez les personnes âgées). Elle ajouta que cela faisait 10 ans qu'elle passait d'un médecin à l'autre sans que quiconque soit jamais parvenu à l'aider à résoudre ce problème.

Je lui demandai de me décrire son vertige avec plus de précision, tout de suite, tandis qu'elle était encore debout. C'était un vertige oscillant de gauche à droite, comme si elle marchait sur un navire qui serait parallèle aux vagues. Je lui demandai alors d'imaginer que son vertige n'aille plus de gauche à droite, mais en avant et en arrière, et de concentrer toute son attention pendant un moment sur le mouvement de balancier avant/arrière de son corps. Au bout de quelques secondes, on put en effet observer comment la partie supérieure de son corps se mit imperceptiblement à bouger en avant et en arrière. Puis, je lui demandai de lâcher le dos de la chaise et de faire quelques pas. Après un moment d'hésitation, elle s'exécuta, s'arrêta après quelques pas, assez surprise, se retourna, fit encore quelques pas, puis me regarda, stupéfaite. « Monsieur Bernhardt, comment est-ce possible ? Mon vertige a disparu ! » Elle fit encore quelques pas, mais son vertige avait disparu. Je la priai de s'asseoir et je m'aperçus qu'elle ne parvenait toujours pas à croire ce qu'elle venait de vivre. C'est pourquoi je lui expliquai ce qui s'était passé dans son cerveau pendant ce petit exercice de concentration.

Ni le vertige déclenché par la peur ni celui causé par l'ataxie de la démarche n'ont de lien quelconque avec l'organe de l'équilibre qu'est l'oreille interne. Ces deux formes de vertige sont exclusivement déclenchées par le cerveau, de sorte que c'est uniquement dans le cerveau qu'on peut les stopper. Lorsque votre cerveau pense qu'il doit vous faire croire que vous vous balancez à gauche et à droite, il suffit de lui envoyer une impulsion contraire en vous imaginant que vous vous balancez en avant et en arrière. À ce moment, vos cellules grises ont un problème, car elles ne peuvent pas réaliser simultanément ces deux impulsions, de sorte que ces dernières s'annulent mutuellement.

Cette annulation par des impulsions opposées n'est rien de nouveau et est bien connue dans le domaine de la physique. Il est possible d'effacer complètement une onde sonore par une onde acoustique opposée qui peut être générée par un décalage de fréquence. Un mouvement peut être arrêté par un contre-mouvement. Et vous aussi, vous pouvez stopper, avec un peu d'entraînement, des symptômes physiques causés par le psychisme, grâce à une perception consciente et avec les contre-mesures correspondantes.

Après cette consultation, ma patiente de 72 ans s'est entraînée assidûment à donner l'impulsion contraire et effectivement, les vertiges ont, en grande partie, disparu de sa vie. Comme elle est parvenue ensuite à cesser également de prendre les médicaments qui lui avaient été prescrits contre les vertiges, son état général s'améliora de semaine en semaine. Lorsque je la croisai 3 mois plus tard en ville, elle était chargée de sacs de courses et m'adressa un sourire rayonnant. Maintenant qu'elle pouvait aller partout sans problème, elle rattrapait tout ce qu'elle n'avait pas pu faire au cours de toutes ces années.

Envoyer des impulsions contraires

Souvent, des symptômes physiques désagréables agissent à plusieurs niveaux, sur lesquels nous pouvons envoyer des impulsions contraires. Outre le sens dans lequel ils se déplacent, il s'agit par exemple d'une température (chaude ou froide), d'un poids (lourd ou léger), d'un comportement sous la pression (agressif ou indifférent), d'un comportement de dilatation (étroit ou large) et, éventuellement, d'une couleur (par exemple rouge ou bleu) ou d'une luminosité (claire ou foncée). Même si cela peut sembler un peu étrange, plus vous pourrez attribuer de détails à une sensation désagréable, plus cela augmentera le nombre d'impulsions contraires que vous pourrez mettre en œuvre de manière ciblée, et plus il vous sera facile de vous débarrasser de ces symptômes pour toujours. Pour ce faire, utilisez les lignes vides de votre feuille « kinesthésique ».

Voici une liste d'impulsions contraires possibles avec lesquelles vous pourrez facilement transformer les symptômes physiques causés par la peur, avec un peu d'entraînement :

Vertiges

- Stopper un vertige gauche / droite en imaginant un vertige avant / arrière.
- Stopper un vertige avant / arrière en imaginant un vertige gauche / droite.
- Stopper un vertige tournant à gauche en imaginant un vertige tournant à droite.
- Stopper un vertige tournant à droite en imaginant un vertige tournant à gauche.

La sensation de basculer

- Stopper la sensation de basculer en avant en s'imaginant basculer en arrière.
- Stopper la sensation de basculer en arrière en s'imaginant basculer en avant.
- Stopper la sensation de basculer à gauche en s'imaginant basculer à droite.
- Stopper la sensation de basculer à droite en s'imaginant basculer à gauche.

La sensation que le sol se dérobe sous les pieds

Si vous sentez le sol se dérober sous vos pieds, imaginez alors des vérins hydrauliques insérés partout dans le sol, comme si c'était une plateforme élévatrice ; ces vérins exercent une poussée vers le haut dès qu'un pied touche le sol.

Des fourmillements dans les bras et les jambes

- Stopper les fourmillements de bas en haut par des fourmillements du haut vers le bas (ou vice versa).
- Si la sensation est chaude, imaginez qu'elle est glaciale.
- Si la couleur rouge vous vient à l'esprit, imaginez que le sentiment serait bleu.

Une chaleur qui monte dans le corps

Sentez la chaleur monter dans votre corps, puis imaginez-vous sous une douche glacée et sentez l'eau froide couler et emporter ainsi toute la chaleur.

Il n'est pas nécessaire de prendre réellement une douche froide. Car ce n'est qu'une bouffée de chaleur induite de manière psychosomatique, de sorte que pour votre cerveau, il sera parfaitement suffisant de ne prendre cette douche froide qu'en pensée.

La gorge serrée

Comment pouvez-vous décrire cette sensation ? Peut-elle être comparée avec le port d'un collier serré, chaud et lourd autour de votre cou ? Dans ce cas, imaginez qu'un tube en acier, froid et à parois lisses, se trouve dans votre trachée. Il se dilate lentement et travaille contre l'énergie du collier, de sorte que ce dernier se déchire de plus en plus jusqu'à finir par tomber. Terminez cet exercice par plusieurs respirations profondes, et imaginez la facilité avec laquelle l'air glisse dans la trachée lisse et froide.

Serrement dans la poitrine

Un serrement dans la poitrine est souvent décrit comme une ceinture qui entourerait la poitrine et qui serait ajustée de très près. Ici, il est utile d'imaginer que vous avez des côtes mécaniques en acier avec lesquelles vous augmentez le volume de votre poitrine en appuyant simplement sur un bouton, de sorte que vous pouvez facilement faire sauter cette ceinture chaque fois que vous en avez envie, ce qui vous permet de déployer à nouveau facilement et librement vos poumons.

Une pression sur l'estomac

D'où part cette pression ? Est-ce plutôt une douleur vive, comme un coup de couteau de l'extérieur vers l'intérieur, ou est-ce la sensation que l'estomac se rétrécit vers l'intérieur comme une masse sombre et froide ? Dans le premier cas, imaginez la pointe douloureuse retournée en sens inverse, de sorte qu'elle pousse de l'intérieur vers l'extérieur. Comment la douleur change-t-elle si vous imaginez que vous pouvez voir comment cette pointe pousse de l'intérieur vers l'extérieur ? Vous pouvez dissoudre la masse sombre et froide en vous imaginant que votre estomac se met à briller intensément et à se dilater de plus en plus dans votre abdomen tout en émettant une chaleur agréable.

Ce ne sont que des exemples destinés à montrer comment pourrait être perçue cette sensation dérangeante. Il est important que vous puissiez déterminer avec précision comment vous ressentez vos symptômes physiques. Chaque détail que vous pouvez percevoir, puis modifier en conséquence, vous aide à contrôler cette sensation de mieux en mieux. Soyez prêt à expérimenter et faites des tests pour déterminer quelle sensation contraire ou quelle image contraire vous apporte les meilleurs résultats.

Vous ne pouvez rien faire de mal avec ces exercices. Car vous ne vous sentez mal qu'en raison de la manière dont vous avez pensé jusqu'ici. Tout effort visant à briser ces vieux schémas de pensée malsains ne peut être que bénéfique et vous conduira pas à pas vers une vie où la peur n'apparaît plus qu'en présence d'une menace réelle face à laquelle vous avez vraiment besoin d'être mis en garde.

Mais là aussi, faites preuve de patience. Toutes ces techniques sont nouvelles pour vous, et il vous faut tout d'abord vous entraîner à les manipuler parfaitement. Plus vous agirez consciemment contre ces sensations, plus vite vous en ressentirez les succès et plus l'effet désiré sera durable. Par conséquent, entraînez-vous à cette technique chaque fois qu'une sensation désagréable s'annonce, et ne soyez pas contrarié si l'impulsion contraire appropriée est supposée avoir une connotation négative. Car une impulsion contraire « sombre » ou « lourde » a elle aussi un effet positif si la sensation négative originelle a pu être identifiée comme « claire » ou « légère ».

Certains se demanderont peut-être pourquoi aucune impulsion contraire n'a été présentée en cas de problèmes du rythme cardiaque, de la respiration ou de la déglutition, alors que ces symptômes sont justement très fréquents chez les patients anxieux. J'en ai déjà parlé au chapitre 5, mais je sais par expérience que de nombreux lecteurs vont souvent directement aux différentes techniques au lieu de lire le livre à partir du début. C'est pourquoi je vais revenir brièvement sur cette question.

Tant le rythme cardiaque que la respiration et le réflexe de déglutition sont contrôlés de manière totalement automatique dès la naissance et sans notre intervention consciente. Si ces fonctions dépendaient de notre pensée, l'humanité aurait assurément disparu depuis longtemps.

Et les exercices qui mettent l'accent sur ces trois fonctions de base de notre corps sont en règle générale bien plus nocifs qu'utiles. Car plus vous essayez de contrôler un processus fonctionnel automatisé, plus la probabilité de le perturber augmente. Imaginons cela comme un mouvement d'horlogerie mécanique dans lequel chaque engrenage s'insère parfaitement dans le suivant. Tout est relié à tout et la trotteuse avance de manière fiable chaque seconde. Pensez-vous pouvoir influencer positivement le fonctionnement de cette montre en tentant d'accélérer ou de ralentir l'une des petites roues avec un tournevis ? C'est très peu probable. Au contraire, vous vous apercevrez très probablement que le mouvement ne fonctionne plus correctement.

Il en va de même pour votre rythme cardiaque, votre respiration ou le réflexe de déglutition. Plus vite vous parviendrez à faire confiance à votre corps pour contrôler parfaitement tous ces processus de lui-même, plus vite vous parviendrez à vous débarrasser de ces symptômes désagréables. Heureusement, il suffit simplement d'appliquer régulièrement la méthode des 10 affirmations et les techniques d'urgence appropriées jusqu'à ce que votre esprit cesse tout seul de vouloir contrôler ces processus entièrement automatisés.

Mais songez depuis combien de temps vous avez probablement déjà entraîné votre cerveau, par une pensée « erronée », à susciter de la peur et à produire des symptômes physiques. C'est pourquoi il vous faudra peut-être plusieurs semaines jusqu'à ce que vous parveniez à concentrer à nouveau toute votre attention sur vos objectifs au lieu de vous focaliser sur vos problèmes. Une fois que vous aurez réussi, vous oublierez tout simplement de vouloir observer des fonctions physiques totalement automatisées, et il est souhaitable qu'il en soit ainsi.

*L'*embodiment *: un exercice simple avec un grand impact*

Lorsque quelqu'un est déprimé ou en colère, récemment tombé amoureux ou fatigué, nous nous en apercevons. Non seulement le visage, mais aussi la posture du corps révèlent comment nous nous sentons. Notre état mental a, de toute évidence, des répercussions sur notre posture physique.

Mais ce mécanisme fonctionne-t-il aussi dans l'autre sens ? Est-il possible d'exercer une influence mesurable sur le psychisme par une modification des expressions du visage ou de la posture du corps ?

Pour le déterminer, le psychologue allemand Fritz Strack a mis au point dès 1988 une expérience passionnante. Il a demandé à un groupe de personnes de lire une bande dessinée et d'évaluer sur une échelle à quel point ils l'avaient trouvée drôle. Un second groupe dut lui aussi évaluer la bande dessinée, mais il avait une tâche supplémentaire : tandis qu'ils lisaient, ils devaient tenir un stylo entre leurs dents. Lorsque l'étude a été évaluée, il a été constaté que les sujets avec le stylo avaient trouvé la bande dessinée beaucoup plus drôle que l'autre groupe. Au cours des années 1990, des études similaires ont été réalisées presque partout dans le monde, et toutes sont parvenues à la même conclusion. Non seulement l'esprit contrôle le corps, mais une posture physique adoptée consciemment peut avoir un impact énorme sur l'état psychologique.

Mais qu'est-ce que cette histoire du stylo ? N'hésitez pas à le tester vous-même. Prenez un stylo dans la bouche et maintenez-le transversalement entre vos dents. Si vous vous regardez dans un miroir, vous constaterez que votre visage montre automatiquement une expression bien plus joyeuse. Bien sûr, l'idéal est de maintenir le stylo entre les molaires, car l'effet positif sera encore plus visible que si vous ne le tenez qu'entre les incisives. Dès que vous faites cela, vous mettez en tension les mêmes muscles du visage que ceux utilisés pour un sourire franc.

Ce qu'on appelle la mémoire musculaire envoie alors une information très spécifique à votre cerveau : « Je souris, donc je vais bien. » Mais si, à ce moment-là, vous n'allez vraiment pas bien, votre cerveau transmettra immédiatement le message suivant en retour : « Oublie ça, tu ne vas pas bien du tout ! » Mais si vous continuez de garder le stylo dans la bouche, la mémoire musculaire continuera d'envoyer ces informations contradictoires. Après environ 2 minutes, le cerveau renoncera à sa résistance et commencera à adapter son traitement de l'information au « tir continu » des muscles. N'oublions pas qu'il s'est entraîné depuis votre naissance à mettre le corps et l'esprit en harmonie.

En psychologie, on appelle ce phénomène *embodiment*, ce qu'on peut traduire par « incarnation ». Alors, la prochaine fois que vous serez sur le point de mettre un tranquillisant sans réfléchir dans votre bouche, essayez tout d'abord de garder un stylo dans la bouche durant 5 minutes. Avec un peu de patience, vous obtiendrez souvent le même résultat, mais sans tous ces effets secondaires.

La « posture de puissance »

La psychologue sociale américaine Amy Cuddy, que j'ai déjà mentionnée dans le chapitre intitulé « Un bilan médical complet qui ne détecte aucune pathologie », p. 50, utilise le pouvoir de l'*embodiment* à l'aide d'une « pose de puissance ». Ici aussi, l'idée est de mettre le corps dans une posture que vous ne prendriez que si vous alliez vraiment bien. En fait, plus vous allez mal sur le plan psychique, plus cette méthode est efficace. De plus, Cuddy a eu l'idée d'effectuer sur ses patients des prélèvements de sang immédiatement avant et après les « postures de puissance » pour vérifier si les effets positifs se reflètent aussi dans le sang. Et en effet, elle a pu prouver que presque tous les marqueurs de stress pertinents ont été réduits dans le sang en quelques minutes par une modification de la posture physique.

Cette « posture de puissance » avec laquelle Amy Cuddy a réalisé ces études est souvent appelée en Allemagne « la posture du chef ». Pour l'adopter, asseyez-vous dans un fauteuil aussi confortable que possible, croisez les bras derrière la nuque et allongez vos jambes en surélevant vos pieds. Utilisez pour cela une table, un tabouret ou une chaise. Plus vous relevez vos pieds, plus la posture est efficace, de sorte qu'une table est préférable à un tabouret bas. Maintenez cette position pendant au moins 2 minutes, mais idéalement, durant 5 minutes. Pendant ce temps, votre taux de testostérone augmente, tandis que votre taux de cortisol diminue considérablement. Mais, comme le cortisol est l'hormone du stress par excellence, cet exercice a un impact direct sur votre humeur. Si vous parvenez à garder cette pose durant 5 minutes, vous vous sentirez nettement mieux ensuite.

Afin de pouvoir réellement évaluer cet effet positif, je conseille en outre à mes patients de noter avant l'exercice, sur une échelle de 1 à 10, à quel point ils se sentent anxieux ou déprimés en cet instant. Le niveau 1 signifie que le sentiment négatif est à peine perceptible, et le niveau 10 caractérise une humeur négative particulièrement marquée.

Dès qu'ils terminent leur « posture de puissance », ils notent à nouveau à quel point leur humeur s'est améliorée. Parfois, le sentiment d'anxiété ou de dépression ne descend que du niveau 10 au niveau 7 ou 8, mais la plupart du temps, l'effet d'amélioration de l'humeur est nettement plus marqué.

Avez-vous noté les deux chiffres ? Dans ce cas, vous le voyez maintenant noir sur blanc : vous n'êtes plus livré sans défense à vos peurs !

6

Enfin libéré de la peur et des crises de panique

Notre cerveau stocke tout ce que nous percevons sous forme de connexions synaptiques. Ainsi, une bonne « alimentation » du cerveau contribue énormément à être en bonne santé et à le rester. Je reçois souvent des courriels d'auditeurs de ma série de podcasts qui m'écrivent que le seul suivi régulier de ces courts fichiers audio gratuits les a déjà plus aidés que des mois, voire des années, de thérapie.

Si vous avez lu mon livre jusqu'ici, votre cerveau a déjà changé de manière significative. Parce que le seul fait de réfléchir sur ce sujet a suscité la création de milliers de synapses dans lesquelles une information est stockée en priorité : le changement est possible, et une vie de légèreté et de plaisir également. Si vous avez déjà commencé à effectuer les exercices, cet effet devrait être encore beaucoup plus manifeste ; vous avez probablement déjà enregistré de premiers succès et vous avez vraiment l'espoir que votre trouble anxieux disparaîtra bientôt. Une fois que vous aurez atteint cet objectif, il y aura encore certains aspects à considérer, afin que ce succès soit durable.

Tout est rentré dans l'ordre ! Que pouvez-vous faire pour que cela reste ainsi ?

Toutes les techniques et tous les exercices présentés dans ce livre s'appuient sur les dernières découvertes des recherches sur le cerveau, et il a entre-temps été prouvé scientifiquement que nous sommes non seulement capables de nous rendre malades par nos pensées, mais aussi de retrouver une bonne santé par nos pensées. Une des clés déterminantes pour une guérison rapide et durable est ce qu'on appelle le contrôle du point de concentration, parce que ce sur quoi vous vous concentrez se multiplie et augmente dans votre vie. Si vous vous concentrez sur les succès déjà obtenus, vous en récolterez bientôt plus. Mais si vous concentrez votre attention sur les jours où les choses ne fonctionnent « pas encore » aussi bien, ces jours-là se multiplieront eux aussi.

Admettons que vous ayez réussi à passer une semaine complète sans peur ni panique, et que vous subissiez ensuite une petite rechute. Que vous le croyiez ou non, c'est votre point de focalisation qui déterminera en premier lieu la manière dont se déroulera la semaine suivante. Parce que si vous pensez : « Tout cela n'a aucun sens, je ne suis toujours pas guéri », vous veillerez plus attentivement à la survenance d'éventuelles rechutes et, ce faisant, vous en provoquerez vous-même.

Si, en revanche, vous concentrez votre attention sur les succès, par exemple sur le fait que pour la première fois depuis des mois, voire des années, vous avez passé une semaine complète sans aucune crise, alors votre subconscient se dira : « Wow ! Quelle réussite ! Ce qui vient de m'arriver n'est qu'une petite rechute, parce que la reprogrammation de mon cerveau n'est pas encore terminée. Je continue d'y travailler. Et si je parviens à passer une semaine sans crise, je parviendrai bientôt à en passer deux ou trois – et à un moment donné, je serai totalement débarrassé de mon trouble anxieux. »

Une vie heureuse et sans peur découle d'une façon particulière de penser. Mais malheureusement, ni l'école ni la société ne sont vraiment de bons modèles pour ce genre de pensée, de sorte que c'est à vous de veiller à ce que suffisamment de modèles positifs soient présentés à votre cerveau. À cet égard, il peut aussi être fort utile de voir quel type de personnes vous entoure tous les jours. L'une des citations les plus célèbres du coach de motivation américain, Jim Rohn, est la suivante :

> *Notre vie est la moyenne des cinq personnes avec lesquelles nous passons la plus grande partie de notre temps.*

Ne vous inquiétez pas, personne ne vous demande de mettre immédiatement votre partenaire ou vos enfants à la porte. Mais il pourrait être fort utile de vous demander qui sont ces cinq personnes et si elles ont peut-être, elles aussi, des difficultés avec le changement, comme ce fut votre cas encore récemment. Et peut-être avez-vous aussi quelqu'un dans votre famille ou dans votre entourage qui a déjà une longueur d'avance dans ce domaine. Si vous ne l'avez pas vu et que vous ne lui avez pas parlé depuis un certain temps, ce serait certainement le bon moment pour reprendre contact avec lui. Toute personne prête à faire ce qu'il faut pour améliorer sa vie, qui ne se laisse pas détourner de ses objectifs par les pleurnichards, les prophètes de malheur et les fainéants, est pour vous un meilleur allié que tous ceux qui se plaignent depuis des années que tout est difficile et injuste, mais n'entreprennent rien pour changer les choses. Chacun est l'artisan de son propre bonheur, et maintenant que vous avez également obtenu les outils nécessaires, vous ne devriez pas hésiter plus longtemps et vous mettre dès à présent à l'œuvre.

Continuez toujours, cela en vaut la peine !

Il y a environ 9 ans, lorsque, dans le cadre d'une formation aux États-Unis, j'ai fait la connaissance du précurseur de la méthode actuelle des 10 affirmations, j'ai été tellement subjugué par l'efficacité de sa méthode que j'ai décidé de l'intégrer de manière permanente dans ma vie. Depuis lors, je tiens un journal de succès personnel dans lequel j'ai encore et toujours une liste de 10 souhaits non encore réalisés. 3 à 4 fois par semaine, je m'accorde du temps au moment de me coucher et je travaille mentalement sur l'une de ces 10 affirmations, exactement de la manière décrite au chapitre intitulé « La technique des 5 canaux : le turbocompresseur pour la santé mentale », p. 116. Et dès que l'un de ces souhaits s'est réalisé, je dessine un émoticon à la fin de la phrase et j'en cherche aussitôt une nouvelle, de sorte que j'ai toujours dix souhaits à réaliser, sur lesquels je peux travailler mentalement. Durant ces 9 années, il ne s'est pas écoulé un seul mois durant lequel je n'ai pas pu dessiner au moins un émoticon derrière l'un de mes objectifs.

Je n'ai pas le moindre doute sur le fait que je n'aurais pas même obtenu 30 de ces succès si je n'avais pas assidûment suivi cette méthode. Et ainsi, je feuillette mon journal de succès et je peux être fier d'avoir atteint nettement plus d'une centaine d'objectifs qui rendent ma vie plus belle, plus agréable, plus intéressante ou tout simplement plus heureuse. Pour être honnête, il me faut également admettre que certains souhaits particulièrement importants ont parfois dû passer plusieurs années sur ma liste et que j'ai dû travailler sur eux un bon nombre de fois avant de pouvoir enfin dessiner un émoticon.

J'entends souvent des amis que je ne rencontre qu'occasionnellement me dire : « C'est incroyable de voir tout ce qui s'est encore passé dans ta vie depuis que nous nous sommes croisés la dernière fois. » En revanche, j'entends rarement qu'on me pose la question : « Mais comment fais-tu cela ? » Mais je prends volontiers tout le temps nécessaire pour ceux qui me posent cette question, et je leur explique en détail le secret qui se cache derrière mon journal de succès.

Mon conseil pour vous sera donc le suivant : continuez toujours et tenez vous aussi votre journal personnel de succès ! Même si vous allez vraiment bien à nouveau, vous devriez continuer au moins 2 à 3 fois par semaine de travailler avec la méthode des 10 affirmations. Ma femme et moi ne connaissons pas de meilleure manière de façonner activement notre propre vie comme nous le voulons. C'est pourquoi nous utilisons toutes les techniques décrites dans ce livre depuis de nombreuses années.

Bien sûr, vous pouvez aussi n'utiliser ces techniques pour une vie heureuse et épanouissante que lorsque vous traverserez à nouveau une période où vous n'irez vraiment pas bien. Mais dans ce cas, prenez conscience du fait que vous renoncez au fabuleux potentiel de croissance qui se cache derrière toutes ces techniques, malgré les connaissances dont vous disposez, et probablement juste par commodité.

Bien choisir ses conseillers : l'expérience apporte les connaissances

Si un grand nombre de personnes font les choses d'une certaine manière, cela ne veut en aucun cas dire que c'est correct. Pour ma part, je n'accepte de conseil sur la manière de faire ou de laisser quelque chose que de la part de quelqu'un qui est déjà là où je veux arriver. C'est pourquoi il sera préférable que vous regardiez de plus près de qui vous recevez un conseil ou des instructions sur une manière d'agir. Cette personne vit-elle la vie que vous aimeriez vivre vous aussi ? Si ce n'est pas le cas, ne l'écoutez pas plus longtemps, car d'évidence, elle ne sait pas comment cela fonctionne. L'un de mes amis a vécu un bel exemple à cet égard pendant une fête du Nouvel An. Il fait la connaissance d'un conseiller financier qui lui a demandé, après une conversation animée, s'ils pourraient se rencontrer à nouveau, parce qu'il avait quelques idées sur la manière dont mon ami pourrait multiplier très rapidement ses économies. Ce conseiller financier étant un type assez sympathique, mon ami a accepté et ils se sont rencontrés une semaine plus tard dans un café.

Tandis qu'ils attendaient leurs cappuccinos, mon ami lui a dit : « Avant de commencer, j'aimerais te poser deux questions importantes. Tout d'abord, depuis combien de temps fais-tu cela, en d'autres termes, combien as-tu d'expérience dans ce domaine ? » Le conseiller financier lui répondit fièrement qu'il travaillait depuis près de 20 ans dans le secteur des placements ; il cita deux cabinets de conseil renommés pour lesquels il avait travaillé durant de nombreuses années et se vanta d'être l'un des rares, sinon le seul, dans la région à connaître aussi bien ce marché.

« C'est formidable », reprit mon ami, et il lui posa aussitôt sa seconde question : « Combien de millions possèdes-tu déjà ? » Son interlocuteur le dévisagea avec surprise, puis se racla la gorge et répondit : « Non, non, ne te méprends surtout pas, il n'est pas question de moi ici, nous nous rencontrons aujourd'hui parce que tu veux faire fructifier ton argent. » Mon ami rétorqua : « Non, non, c'est moi qui te demande de ne pas te méprendre. Si tu es aussi bon que tu le prétends et que tu fais ce travail depuis déjà près de 20 ans, tu as certainement réussi à construire et à faire fructifier un capital considérable. Et si ce n'est pas le cas, cela signifie que tu ne sais pas ce que tu fais et que tu n'es pas la personne idoine pour moi. » Inutile de dire que cette conversation s'est terminée très vite.

Si vous acceptez des conseils de quelqu'un, peu importe s'il s'agit d'argent, d'une destination de rêve ou de votre santé, vous devriez écouter uniquement quelqu'un qui sait de quoi il parle et a obtenu les succès correspondants.

Pourquoi n'y a-t-il pas plus de thérapeutes qui travaillent avec cette méthode ?

L'une des réactions les plus courantes que j'entends dans mon cabinet est la suivante : « C'est incroyable de voir la rapidité avec laquelle ces techniques donnent des résultats. Pourquoi n'y a-t-il pas plus de thérapeutes qui travaillent avec votre méthode ? »

C'est une bonne question. Je suis certain qu'il n'existe dans ce pays aucun médecin ni aucun thérapeute qui choisirait délibérément de ne pas vous aider. Chacun tente de faire tout ce qu'il peut selon ses connaissances pour vous aider aussi rapidement que possible. Malheureusement, ce niveau de connaissances est souvent dépassé de 12 à 15 ans. Mais vous ne pouvez pas reprocher cela à mes collègues, car il y a une raison simple et compréhensible à cela.

Lorsqu'une découverte est faite dans les milieux scientifiques, elle doit tout d'abord être publiée dans un magazine spécialisé, afin que d'autres experts de ce domaine puissent en être informés et mener d'autres tests. Les deux magazines spécialisés les plus importants ont pour titre *Nature* et *Science*, et seul ce qui est publié dans ces magazines a une chance d'être pris en compte et étudié dans le monde entier. La compétition pour être en mesure de publier quelque chose dans ces magazines est, par conséquent, énorme. Cela peut prendre 1 à 2 ans jusqu'à ce qu'un tel article passe par les différentes étapes de la critique et de la révision pour répondre enfin aux exigences élevées de ces magazines.

Lorsque l'article est enfin publié, d'autres scientifiques travaillent sur ces découvertes, effectuent leurs propres études et parfois aussi des contre-études, si ces découvertes sont contraires à ce qu'ils ont considéré jusque-là comme exact et valide.

Environ 3 à 5 ans plus tard, un consensus se forme au sujet de ces nouvelles connaissances, et avec un peu de chance, on s'est mis d'accord pour considérer ce sujet comme « reconnu ». Ce n'est qu'à partir de là que ces connaissances peuvent être transmises aux éditeurs spécialisés qui publient les manuels avec lesquels les futures générations de médecins et de thérapeutes sont formées. Mais ce processus est lui aussi assez long, car chaque manuel doit être structuré, contrôlé et être harmonisé avec le reste du domaine concerné.

Ce processus prend plusieurs mois, mais il peut parfois aussi prendre plusieurs années lorsque ces connaissances sont trop différentes de la doctrine en place. Ce n'est qu'ensuite que les programmes des cours peuvent être adaptés en conséquence, et cela aussi ne se produit que d'une année à l'autre.

Lorsque les nouveaux manuels d'enseignement sont enfin disponibles, ces connaissances autrefois nouvelles auront entre-temps déjà entre 5 et 8 ans.

Mais ni les universités ni les étudiants ne peuvent se permettre d'acheter chaque année de nouveaux outils pédagogiques dans chaque spécialité. Selon la situation financière de l'université, un certain temps peut encore s'écouler avant qu'un futur médecin ou un futur thérapeute tienne entre ses mains un manuel actualisé. Lorsque ce dernier termine ensuite ses études 5 ans plus tard et qu'il peut enfin accueillir son premier patient, une grande partie de ses connaissances a déjà entre 12 et 15 ans.

Comme vous le voyez, personne ne diffuse délibérément des connaissances périmées ; il s'agit plutôt de cycles de développement et de formation tout à fait normaux, mais dont beaucoup de gens ignorent qu'ils sont tellement longs.

Avant de devenir thérapeute moi-même, j'ai travaillé pendant presque 20 ans comme journaliste à la télévision dans les domaines de la médecine et des sciences. J'ai donc eu la grande chance de recevoir très tôt des informations relatives aux nouvelles approches thérapeutiques. De plus, comme il y avait dans mon entourage proche des personnes qui souffraient depuis des années de divers troubles anxieux, j'ai eu dès le début un bon aperçu de différentes thérapies déjà proposées, mais que les patients anxieux allaient devoir attendre pendant des années. C'est donc uniquement grâce à la circonstance heureuse de ma carrière antérieure que j'ai été l'un des premiers en Europe à pouvoir utiliser et affiner toutes ces formidables nouvelles techniques dans mon cabinet.

Par conséquent, il faut faire preuve d'indulgence si votre thérapeute ou votre psychiatre n'a « pas encore » entendu parler de toutes ces techniques.

Choisissez la bonne stratégie de motivation !

L'un de mes anciens professeurs, auquel je dois beaucoup, m'a dit un jour cette phrase pleine de sagesse :

Les gens ne changent que pour deux raisons : de grandes douleurs ou de grands objectifs !

Si vous prenez un instant pour y réfléchir, vous constaterez que vous aussi, vous avez jusqu'à présent exclusivement puisé l'énergie nécessaire au changement dans ces deux sources. Vous n'avez été disposé à changer activement que lorsque vous vouliez tellement quelque chose que vous étiez prêt à tout faire pour l'obtenir, ou lorsqu'une situation était tellement douloureuse que vous ne pouviez plus la supporter.

Malheureusement, les patients anxieux sont, dans la plupart des cas, exceptionnellement « doués » pour supporter une situation peu satisfaisante jusqu'à ce que la douleur devienne absolument insupportable. En revanche, ils ont complètement perdu au fil du temps la capacité de se fixer de beaux nouveaux objectifs et de générer ainsi la force nécessaire pour les atteindre, étape par étape.

Alors, recommencez à rêver pour imaginer par exemple comment ce serait si vous aviez enfin un emploi qui correspond réellement à votre vocation. Quelque chose que vous aimeriez tellement faire que vous n'auriez plus l'impression de travailler. Même si vous avez peut-être du mal à imaginer cela maintenant, un tel emploi existe et il est tout à fait possible que vous puissiez en vivre un jour. Je puis affirmer cela avec une totale certitude, parce que j'ai déjà accompagné de nombreux patients sur ce chemin et que je continue de le faire régulièrement dans le cadre de mes ateliers.

Et surtout, ne vous en faites pas si vous ne parvenez pas à dire immédiatement ce que serait pour vous cette nouvelle vocation. Votre cerveau a en effet été exclusivement entraîné, des années durant, à ne voir que des problèmes. Et il vous faut tout d'abord réapprendre à penser de manière orientée vers la solution. Un autre grand problème est le fait que nombre de personnes croient encore qu'elles devraient se fixer des objectifs « réalistes ». Elles évitent les « grands » objectifs de peur d'être déçues si elles ne parviennent pas à les atteindre. Ce faisant, elles ignorent le fait que ce sont justement les « grands » objectifs qui libèrent en elles l'énergie nécessaire pour entrer en action.

C'est un problème courant et qui est particulièrement répandu chez les patients anxieux. Imaginez 100 personnes qui auraient toutes le même grand rêve. Mais 97 d'entre elles n'ont pas réussi à le réaliser jusqu'à présent, alors qu'elles en rêvent depuis tant d'années. Pensez-vous que ce serait une sage décision de vous associer à ces 97 pour déclarer de concert avec elles : « Il faut dire que ce n'est pas facile : ils sont si nombreux à avoir essayé et quasiment personne n'a réussi » ?

Pensez-vous que cela vous rapprocherait de votre objectif ? Ou bien vous rapprocheriez-vous des 3 personnes qui ont réussi pour leur demander ce qu'elles ont fait autrement pour parvenir à vivre leur rêve ? Peut-être recevriez-vous alors l'un ou l'autre conseil qui vous permettrait de progresser de manière déterminante.

Un dernier mot

Il y a quelques années, on m'a demandé, lors d'une interview à la radio, de résumer l'essentiel de ma thérapie en une ou deux phrases. La réponse que j'ai donnée spontanément à l'époque est devenue le principe directeur de mon travail, et il ne se passe pas une journée dans mon cabinet sans que je ne donne ce conseil à l'un de mes patients :

> *Vous n'avez pas besoin d'être en bonne santé pour vivre la vie de vos rêves. Vous pouvez commencer à vivre la vie de vos rêves afin d'être enfin en bonne santé !*

Chers lecteurs, je vous souhaite de tout cœur de parvenir à retrouver pas à pas une vie pleine de légèreté et de joie. Si ce livre vous a été utile sur ce chemin, je serai très heureux que vous le recommandiez à d'autres personnes. Pour les patients anxieux, l'expérience des autres est justement un critère déterminant qui leur permet de s'ouvrir à cette nouvelle forme de thérapie.

Tout commence par la remise en question de notre propre manière de penser, puis, grâce à la force que nous inspirent alors nos premiers succès, nous osons entreprendre progressivement les changements que nous aurions probablement dû réaliser depuis fort longtemps.

Si vous connaissez d'autres méthodes avec lesquelles vous avez déjà eu de bons résultats dans la lutte contre la peur, je serais heureux que vous m'en parliez. Je suis constamment à la recherche de nouvelles connaissances qui aideront les patients anxieux à retrouver une belle vie encore plus vite et plus facilement, et je vous serai reconnaissant pour toute information à ce sujet. Dans ce cas, merci de m'envoyer un e-mail à l'adresse : Bernhardt@Panikattacken-loswerden.de.

Merci beaucoup !

Restez toujours bien informé

Si vous souhaitez en savoir plus concernant les dernières découvertes scientifiques sur les thèmes de la peur, de la panique et du bonheur, inscrivez-vous sur notre site Internet pour recevoir notre newsletter gratuite.

Sur Panikattacken-loswerden.de, j'ai de surcroît préparé pour vous une sélection de livres et livres audio que vous trouverez sous l'onglet « Conseils de lecture ». Qu'il s'agisse de découvrir de nouvelles manières de penser ou des informations pour un changement professionnel ou personnel (couple ou environnement proche), les recommandations présentées regorgent de précieux conseils, et beaucoup de ces livres m'ont aidé, moi aussi, à progresser*. Souvenez-vous toujours du fait que vous êtes seul responsable de l'information avec laquelle vous alimentez tous les jours votre cerveau et que seule une bonne alimentation apportera de bons résultats.

Sur ce, je vous souhaite beaucoup de plaisir lors de la lecture ou de l'écoute de ces livres !

Klaus Bernhardt

---

* Le site de l'auteur et les documents consultables sont en allemand. (N.d.E.)

Remerciements

Ce livre n'aurait pu paraître sans l'aide de nombreuses personnes qui me sont chères. Je tiens particulièrement à remercier mon épouse bien-aimée Daniela, qui dirige avec moi notre cabinet de Berlin. Elle m'a offert, durant de nombreuses soirées et de nombreux week-ends, l'espace nécessaire pour que je puisse terminer ce livre à temps. En outre, elle est elle-même une excellente thérapeute dont l'expertise a pour moi une valeur inestimable.

Je remercie également vivement toute l'équipe de la maison d'édition Ariston, ainsi que mon agent littéraire Lars Lee-Kossack et sa femme Nadja. Tous nous ont soutenus pour rendre ce livre accessible à la plus large audience possible. Cela a eu pour conséquence que, outre les patients anxieux, toujours plus de thérapeutes s'intéressent à notre travail.

Je remercie enfin chaleureusement tous nos collègues qui ont déjà pris contact avec nous. Grâce à l'intérêt qu'ils ont manifesté, nous avons pu commencer dès cette année à proposer une formation continue qui permettra de faire connaître bien plus largement ce nouveau type de thérapie.

Ce qui nous rend particulièrement heureux à cet égard est le fait que de plus en plus de psychothérapeutes et de médecins s'intéressent à notre approche et nous tendent la main au-delà de toutes les barrières. C'est précisément cet échange ouvert dont nous avons besoin pour développer ensemble une offre thérapeutique toujours meilleure, pour le bien de tous les patients anxieux.

Bibliographie

Emminger (Hamid) et Kia (Thomas, Hrsg.), *Exaplan. Das Kompendium der klinischen Medizin,* 7e édition, Munich, Elsevier, Urban & Fischer, 2011, S. 23.

Kandel (Prof. Dr Eric), *À la recherche de la mémoire,* Paris, éditions Odile Jacob, 2007.

Khan (Tipu V.), Khan (Safa Shakir-Shatnawi), Akhondi (Andre) et Khan (Teepu W.), *White coat hypertension: relevance to clinical and emergency medical services personnel,* dans « MedGenMed », n° 52, mars 2007.

Carney (Dana), Cuddy (Amy), Yap (Andi), *Power posing: Brief nonverbal displays affect neuroendocrine levels and risk tolerance,* dans « Psychological Science », n° 21, octobre 2010, p. 1363-1368.

Fournier (Jay) et al., *Antidepressant Drug effects and Depression Severity: A Patient-Level Meta-Analysis,* dans « JAMA – The Journal of the American Medical Association », vol. 303, janvier 2010, p. 47-53.

Katie (Byron), *Aimer ce qui est : quatre questions qui peuvent tout changer dans votre vie*, Paris, éditions Synchronique, 2016.

Woollett (Katherine), Maguire (Eleanore), *Acquiring "the Knowledge" of London's Layout Drives Structural Brain Changes*, dans « Current Biology », vol. 21, n° 24, décembre 2010, p. 2109-2114.

Composition : Soft Office (38)

Achevé d'imprimer en novembre 2021
sur les presses de la Nouvelle Imprimerie Laballery
58500 Clamecy
Dépôt légal : février 2019
Numéro d'impression : 111393

Imprimé en France

La Nouvelle Imprimerie Laballery est titulaire de la marque Imprim'Vert®